ulmer

Rudi Beiser | Helga Ell-Beiser

Heilpflanzen-Tinkturen

WIRKSAME PFLANZENAUSZÜGE SELBST GEMACHT

Inhalt

Gesund mit selbst gemachten Tinkturen

Jahrtausendelang heilten unsere Vorfahren fast ausschließlich mit der Kraft der Pflanzen. Intuition, überliefertes Wissen und vor allem Erfahrung spielten dabei die Hauptrolle. Diese Erfahrungsheilkunde ist die Mutter der heutigen Medizin. Inzwischen hat die Forschung viele Inhaltsstoffe der Pflanzen entschlüsselt und Studien haben ihre Wirksamkeit nachgewiesen. Damit ist klar geworden, dass unsere Vorfahren mit den Heilpflanzen ein sehr wirkungsvolles Medizinsystem zur Hand hatten.

Richtig angewendet sind pflanzliche Arzneimittel äußerst wirksam und in der Regel frei von Nebenwirkungen. Das ist einer der Gründe, warum sich immer mehr Menschen der Naturheilkunde zuwenden. Vielen geht es dabei nicht allein darum, pflanzliche Heilmittel zu kaufen und zu nutzen, es steigt auch das Interesse daran, die dahinter steckenden Heilpflanzen kennenzulernen und die natürlichen Heilmittel selbst herzustellen. Das Selbersammeln und das liebevolle Verarbeiten der Pflanzenschätze ist nicht nur eine zufriedenstellende Tätigkeit, sehr oft werden dabei bereits Selbstheilungskräfte aktiviert, die uns der Gesundung näher bringen. Richtig gemacht, entstehen dabei Heilmittel von hoher Qualität.

Über die eigene Herstellung von Pflanzenheilmitteln gibt es im Buchhandel eine Fülle an Heilpflanzenbüchern. Im Vordergrund steht zumeist die Anwendung von Heilpflanzentees, während die Tinkturen weniger Beachtung finden. Das liegt möglicherweise daran, dass die Teezubereitung eine sehr lange Tradition besitzt und Tinkturen in ihrer hochprozentigen Form erst seit einigen hundert Jahren genutzt werden. Dabei war die Erfindung der Tinktur ein genialer Fortschritt in der Medizingeschichte, enthalten doch wenige Tropfen Tinktur gewöhnlich schon mehr Wirkstoffe als eine Tasse Tee.

Mit diesem Buch wollen wir nun eine Lücke schließen und die Tinkturenherstellung umfassend beschreiben. Sie erfahren Schritt für Schritt, wie Sie eine hochwertige Tinktur selbst herstellen können. Eine Fülle an Tipps und Kniffen zeigt Ihnen, wie Sie dabei das Optimum an Wirkstoffen aus der Pflanze herauslösen können. Und ganz nebenbei lernen Sie auch noch einiges über die Pflanzen selbst. Mit über 70 erprobten Rezepten bieten wir Ihnen heilsame Tropfen für die häufigsten gesundheitlichen Beschwerden. Außerdem bekommen Sie von uns zahlreiche Gesundheitstipps sowie Vorschläge, mit welchen Tinkturen Sie eine Haus- oder Reiseapotheke bestücken können. Sie finden aber auch Tinkturenrezepte zur präventiven Nutzung, damit Sie erst gar nicht krank werden. Wir haben bei den Rezepten darauf geachtet, vor allem Heilpflanzen einzusetzen, die in unserem Kulturkreis heimisch sind. Es stehen also mit wenigen Ausnahmen Pflanzen im Vordergrund, die in Mitteleuropa wild wachsen oder in unseren Gärten kultiviert werden können.

Natürlich kann das Buch keinen Arzt oder Heilpraktiker ersetzen. Bei unklaren Beschwerden sollten Sie fachkundigen Rat einholen. Auch bei der Nutzung von Naturmedizin und Heilpflanzen ist es erforderlich, sich über Gegenanzeigen, Nebenwirkungen und Anwendungsdauer zu informieren. Im Anhang (ab Seite 138) finden Sie dazu eine ausführliche Tabelle aller im Buch besprochenen Tinktur-Pflanzen, der Sie die entsprechenden Angaben entnehmen können.

Wir wünschen Ihnen viel Freude beim Herstellen und vor allem viel Erfolg beim Anwenden der Tinkturen.

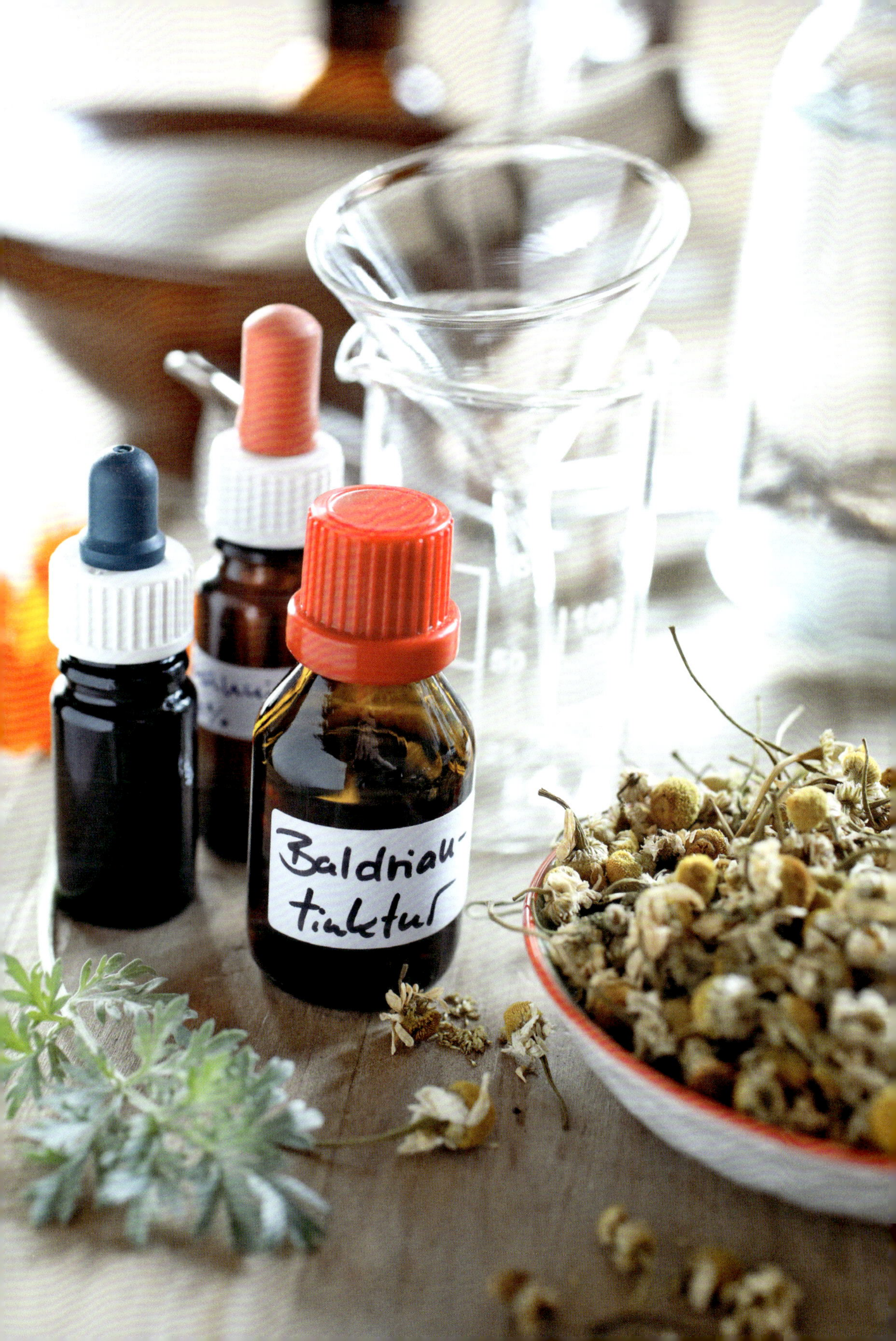
Baldrian-
tinktur

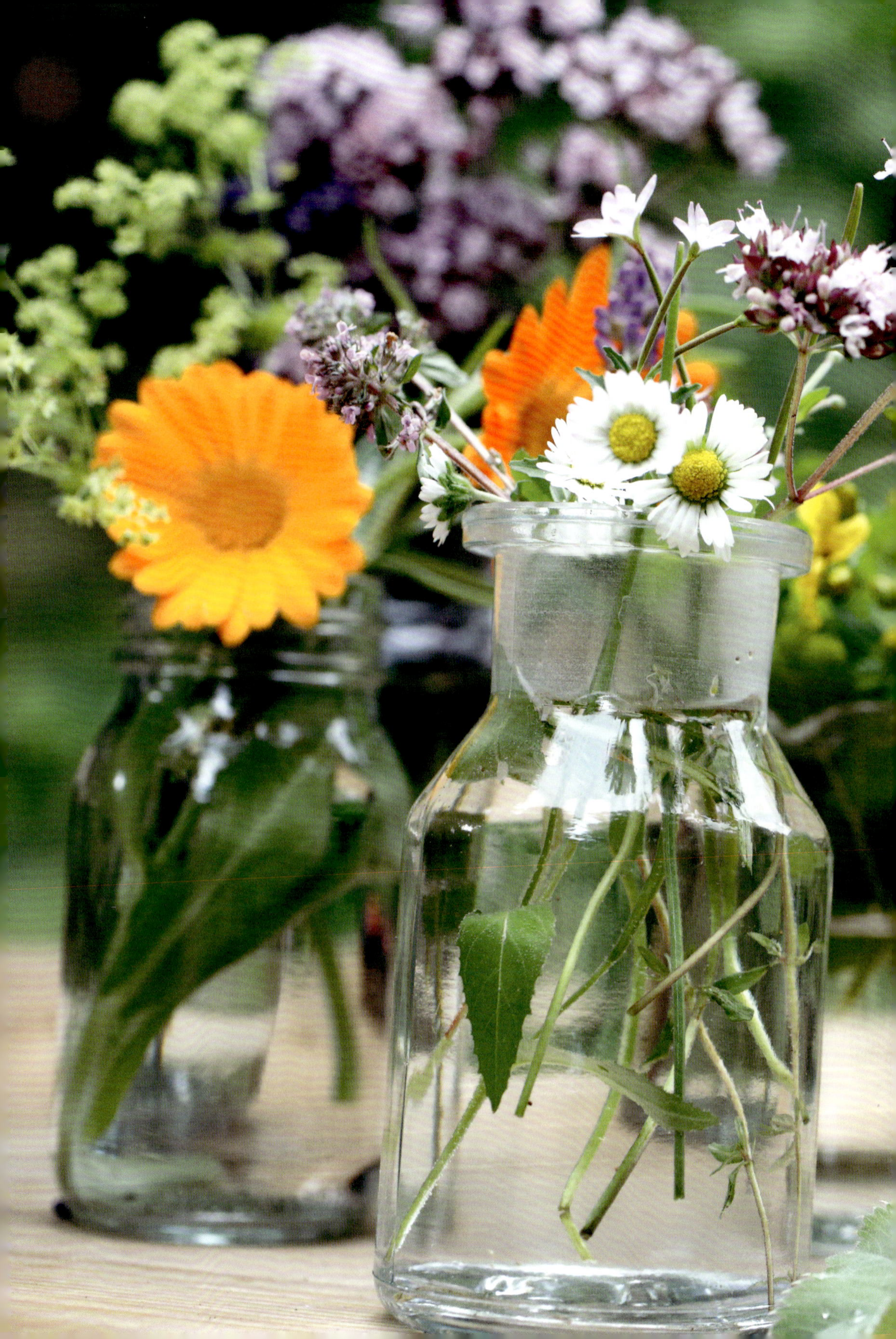

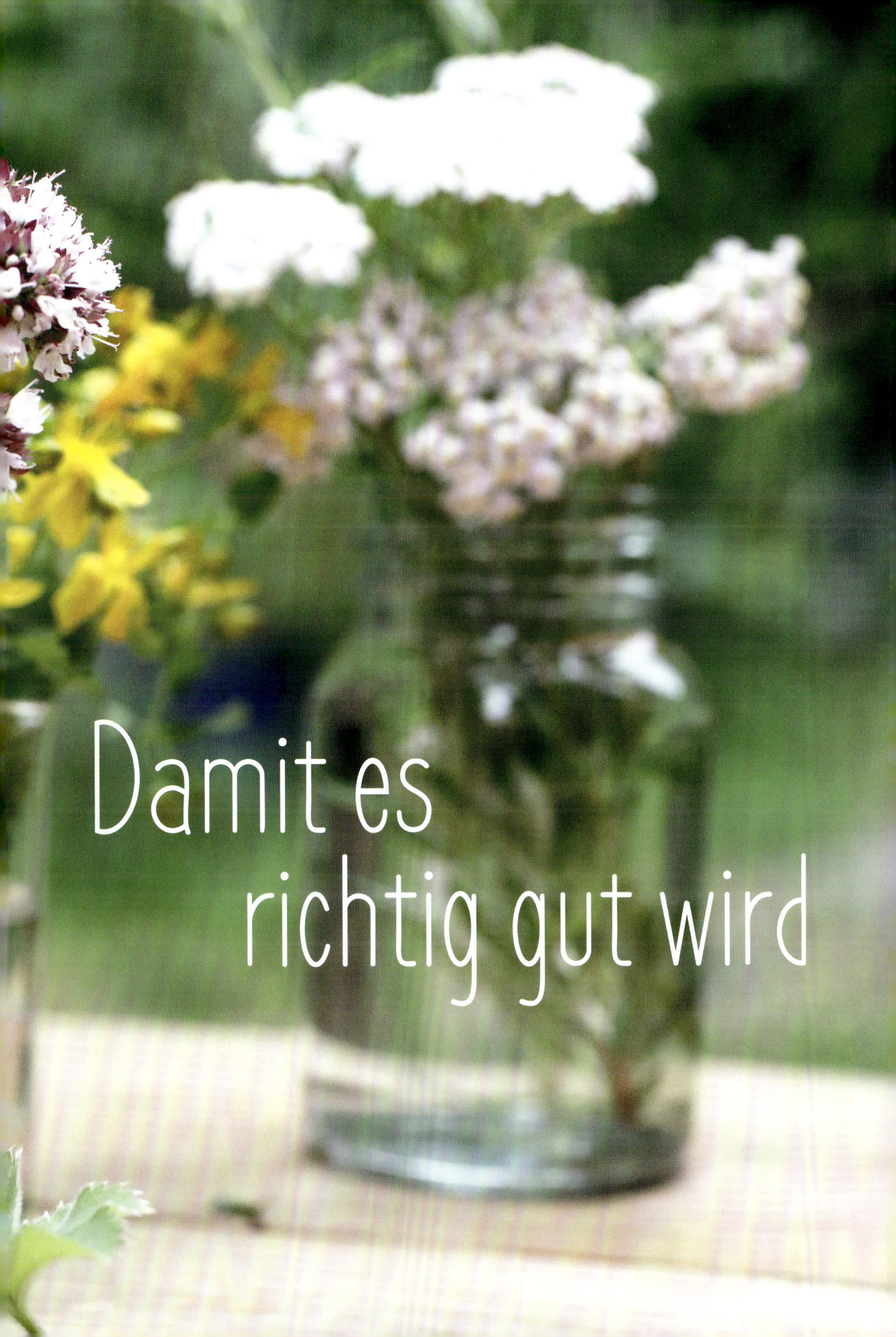

Damit es richtig gut wird

Kleine Kulturgeschichte der alkoholischen Heilgetränke

Die Nutzung von Heilpflanzen ist so alt wie die Menschheitsgeschichte. Unsere Vor-Vorfahren aßen die heilenden Pflanzen zunächst oder sie kauten sie aus, um die wirksamen Stoffe zu lösen. Mit der Nutzung des Feuers begannen sie dann damit, sie in heißem Wasser auszukochen. Der Kräutertee war erfunden.

Neue Möglichkeiten mit Bier und Wein

Alkoholische Auszüge wurden erstmals während der Jungsteinzeit hergestellt, als die Menschen sesshaft wurden und Ackerbau betrieben. Man entdeckte, dass bei der Vergärung von Früchten und von Getreide Alkohol entstand. Die ältesten alkoholischen Getränke waren Biere auf Getreidebasis und Wein aus Trauben. Die frühesten archäologischen Spuren der Weinkultur datieren ins 7. Jahrtausend v. Chr., während es Bier vermutlich schon tausend Jahre früher gab. Die alten Babylonier kannten bereits über 20 Biersorten. In den unterschiedlichen Kulturen der Welt entwickelten sich nach und nach alkoholische Getränke auf der Basis von Gerste, Emmer, Hirse, Reis, Mais, Milch oder Honig (Met).

Ursprünglich hatten alkoholische Getränke eine kultische Bedeutung und wurden unter Anleitung erfahrener Schamanen zu religiösen Zeremonien verwendet. Man vermutete in der berauschenden Wirkung göttliche Kräfte. Der Rausch war Bestandteil eines Rituals, um Grenzen zu überschreiten und mit dem „Göttlichen“ in Kontakt zu treten. Schon in frühester Zeit wurden den Getränken Kräuter beigemischt, teils um die psychoaktive Wirkung zu verstärken, teils um den Geschmack zu verbessern. Die Kräuterbiere und Kräuterweine nutzte man aber auch für Heilzwecke. Und man erkannte, dass diese alkoholische Medizin länger haltbar war und eine stärkere Wirkung hatte.

Erst Destillation ermöglicht Tinkturen

Hochprozentige Tinkturen aber tauchten erst sehr viel später auf. Dazu musste erst die Destillation erfunden werden. Dem persischen Arzt Al-Razi (864–925) soll als Erstem die Destillation von Wein gelungen sein. Das Destillieren von ätherischen

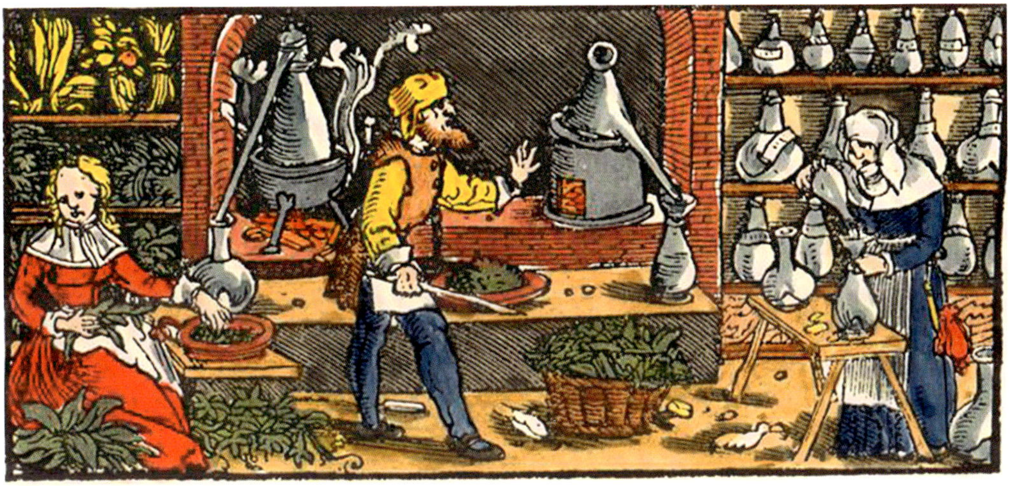

Im 16. Jahrhundert begann die Blütezeit der Destillation von Kräuteressenzen.

Ölen ist allerdings schon wesentlich älter, da hierfür weniger komplizierte Gerätschaften notwendig waren.

Im 13. Jahrhundert kam die Kunst des Alkohol-Destillierens dann in Europa an, wo sie von den mittelalterlichen Alchemisten immer weiter verbessert und verfeinert wurde. Man experimentierte nicht nur mit der Destillation, man legte in den erhaltenen Branntwein auch Heilpflanzen ein, um deren Wirkstoffe und Aromen aufzufangen. Die Geburtsstunde der Heilpflanzen-Tinkturen liegt also irgendwo im 13. Jahrhundert.

Danach nahm die neue Art der Medizin einen rasanten Aufschwung. Der Straßburger Arzt Hieronymus Brunschwig (1450–1513) verfasste mehrere Destillationsbücher, zum Beispiel das 600-seitige „Große Destillierbuch" mit zahlreichen Abbildungen damaliger Destillationsgeräte. Anfangs wurden die mit Kräutern versetzten Branntweine ausschließlich für medizinische Zwecke genutzt und zu hohen Preisen in Apotheken gehandelt. Das „aqua vitae" (Lebenswasser) stand in dem Ruf, gegen vielerlei Krankheiten zu helfen. In dieser Zeit entstanden einige Tinkturen, die Berühmtheit erlangten, wie zum Beispiel der Melissengeist. Einige der alkoholischen Kräuterauszüge entwickelten sich vom Heilmittel zum Genussmittel. Zahlreiche Liköre, beispielsweise der berühmte „Bénédictine", haben ihren Ursprung in der Heilkunde.

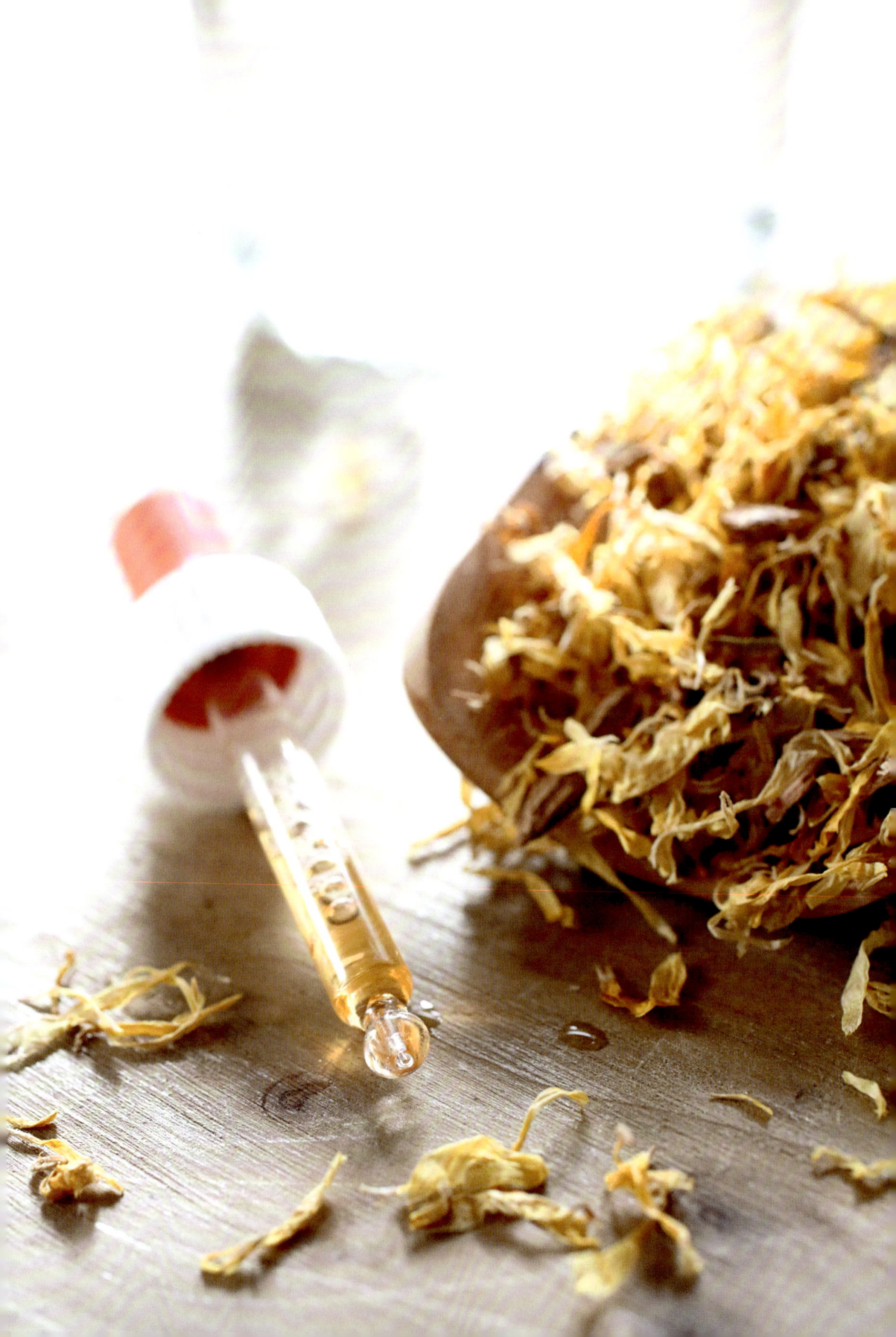

Gut zu wissen

Überall im Leben fällt es einem leichter, Vorschriften zu befolgen, wenn man deren Hintergründe versteht und die Zusammenhänge kennt. Bei Rezepten zur Herstellung von Tinkturen ist das nicht anders.

Was ist eine Tinktur?

Als Tinktur bezeichnet man einen Heilpflanzen-Auszug, wobei mithilfe von hochprozentigem Alkohol aus Pflanzenteilen arzneiliche Wirkstoffe herausgelöst werden. Den Vorgang nennt man *Extraktion* (vom lateinischen „extrahere", herausziehen). Das Wort Tinktur kommt vom lateinischen „tinctura", gefärbt, weil sich der Alkohol während des Extraktionsvorgangs durch die ausgezogenen Stoffe verfärbt.
Heute hat der Gesetzgeber den Begriff Tinktur in den Arzneibüchern genau definiert. Für die eigene Herstellung müssen wir uns natürlich nicht an diese Definitionen halten, aber wir wollen uns trotzdem die Herstellungsvorschriften anschauen, die von den Arzneimittelherstellern befolgt werden (müssen). Denn daraus können wir für unsere eigene Produktion von Tinkturen einige Anregungen aufgreifen.
Tinkturen werden ...

- ... in der Mehrzahl der Fälle aus **1 Teil getrockneten Pflanzen** (=Drogen) und **5 Teilen Extraktionsflüssigkeit** hergestellt, also ein Ansatz-Verhältnis von 1:5.
- ... bei stark wirksamen Drogen aus **1 Teil getrockneten Pflanzen** (=Drogen) und **10 Teilen Extraktionsflüssigkeit** hergestellt, also ein Ansatz-Verhältnis von 1:10.

Laut Definition werden Tinkturen also ausschließlich aus getrockneten Pflanzen gewonnen. Als Extraktionsflüssigkeit sind Ethanol und Wasser zugelassen. Meist wird 70%iges Ethanol verwendet. Da das Auszugsmittel Ethanol 70 %vol. noch 30 % Wasser enthält, spricht man auch von einem alkoholisch-wässrigen Auszug.

Für die Heilpflanzen-Auszüge eignen sich neben frischen auch getrocknete Pflanzenteile.

Es gibt zwei zugelassene pharmazeutische Verfahren:

- *Mazeration:* Bei der Mazeration (von lateinisch „commacerare“, einweichen) werden die Pflanzen in Alkohol ausgezogen. In der Regel bleibt der Ansatz 5 Tage stehen. Dabei weicht die Zellstruktur der Pflanzen auf, die Wirkstoffe werden gelöst und vom Lösemittel Alkohol aufgenommen. Durch eine leichte Erwärmung (ca. 30–40 °C) wird der physikalische Prozess des Herauslösens unterstützt und beschleunigt. In der Fachsprache nennt man dies Digestion.
- *Perkolation:* Bei der Perkolation (von lateinisch „percolare“, durchsickern) werden die Pflanzen nicht in Alkohol eingelegt. Man kann das Verfahren mit der Filterkaffee-Zubereitung vergleichen, wobei die Pflanzen dem Kaffeepulver entsprechen und der Alkohol dem Wasser. Die Herauslösung (Extraktion) der Wirkstoffe findet statt, während der Alkohol tropfenweise durch die Kräuter sickert. Da bei diesem Verfahren beständig neues Extraktionsmittel (Ethanol) zugeführt wird, bleibt das Konzentrationsgefälle zwischen den Pflanzenzellen und der Extraktionsflüssigkeit permanent aufrechterhalten. Deshalb gelingt mit der Perkolation ein nahezu erschöpfendes Auslöseergebnis. Mehr zum Thema Konzentrationsgefälle erfahren Sie auf Seite 32f.

Was ist eine Urtinktur?

Der Begriff Urtinktur stammt aus der Homöopathie. Das Zeichen für Urtinktur ist Ø. Aus den Urtinkturen gewinnt man durch „Verdünnen“ (Potenzieren) homöopathische Arzneimittel. Sie können aber auch unverdünnt, also ohne Potenzierung, genutzt werden. Pflanzliche Urtinkturen werden meist aus frischen Pflanzen hergestellt, manchmal aber auch aus getrocknetem Pflanzenmaterial. Dann nämlich, wenn frische Pflanzen schlecht verfügbar sind, etwa Gelbwurz oder Ginseng.

Im Homöopathischen Arzneibuch (HAB) sind verschiedene Herstellungsvorschriften für Urtinkturen festgelegt. Welche Herstellungsvorschrift (1–4) im Einzelfall gewählt wird, hängt von den Inhaltsstoffen ab, die herausgelöst werden sollen, oder vom Saftgehalt der Pflanze. So werden beispielsweise nach der Vorschrift 3a solche Pflanzen verarbeitet, die ätherische Öle und Harze enthalten, während für Pflanzen, die diese Wirkstoffe kaum enthalten (z.B. Spitzwegerich, Königskerze), die Herstellungsvorschrift 2a gilt. Das Besondere der Herstellungsvorschriften 1–3 ist der hohe Anteil an verarbeiteter Pflanzenmasse. Bei allen drei Verfahren wird nämlich durchschnittlich 1 Teil frische Pflanze mit 1 Teil Ethanol verarbeitet. Die Konzentration des verwendeten Alkohols ist von der Beschaffenheit der Pflanzen abhängig, meist werden 50, 70 oder 90 %vol. eingesetzt.

Lediglich die Herstellungsvorschrift 4a geht von getrockneten Pflanzen (=Drogen) aus, und zwar im Ansatzverhältnis 1:10, was den normalen Tinkturen bei der Nutzung stark wirksamer Drogen entspricht. Das Verfahren nach Vorschrift 4a bringt aus unserer Sicht keine so guten Ergebnisse wie eine nach Vorschrift 1–3 gefertigte Urtinktur aus frischen Pflanzen.

Ein Urtinkturen-Ansatz bleibt mindestens 10 und maximal 30 Tage stehen. Anschließend wird er filtriert und abgepresst. Für uns haben die Herstellungsvorschriften des HAB in erster Linie informativen Charakter. Der Aufwand, etwa die Berechnung der Alkoholmenge bei den verschiedenen Herstellungsvorschriften, wäre für die private Tinkturen-Herstellung viel zu hoch. Trotzdem haben wir einige Anregungen der Urtinkturen in unser Herstellungsverfahren einfließen lassen (siehe Seite 30ff., Grundlagenwissen für hochwertige Tinkturen).

Auf einen Blick

	Tinktur	Urtinktur Ø
Regelung	Europäisches Arzneibuch (Ph. Eur)	Homöopathisches Arzneibuch (HAB)
Auszug, Lösungsmittel	Alkohol (Ethanol), Konzentration meist zwischen 40 und 70 %vol.	Alkohol (Ethanol), Konzentration meist höher als bei den Tinkturen, oft 90 %vol.
Ausgangsmaterial	getrocknete Heilpflanzen (Drogen) Ansatz-Verhältnis: 1:5 (1 Teil Droge : 5 Teile Alkohol) oder 1:10 (1 Teil Droge : 10 Teile Alkohol)	meist frische Heilpflanzen (seltener Frischpflanzenpresssaft, Drogen) Ansatz-Verhältnis: bei den Vorschriften 1–3 durchschnittlich 1:1 (1 Teil Frischpflanze : 1 Teil Alkohol), bei der Vorschrift 4a 1:10 (1 Teil Droge : 10 Teile Alkohol)
Besonderheit	traditionelle Drogenzubereitung, Herstellung durch Mazeration (Ansatz-Prinzip) oder Perkolation (Kaffeefilter-Prinzip)	dienen als Ausgangssubstanz zur Herstellung homöopathischer Arzneimittel, Herstellung durch Mazeration (Ansatz-Prinzip)

Tinktur-Pflanzen selber sammeln

Vielleicht haben Sie einen eigenen Garten oder sind viel und gerne in der Natur unterwegs? Dann bietet es sich an, die benötigten Heilpflanzen selbst zu sammeln. Es macht viel Freude den gesamten Werdeprozess eines Heilmittels, vom Sammeln bis zum Anwenden, in der eigenen Hand zu haben. Richtig gemacht sind Tinkturen aus selbst gesammelten Heilpflanzen von hervorragender Qualität.

Verwenden Sie aber nur Pflanzen, die Sie hundertprozentig kennen oder sicher bestimmen können, damit Verwechslungen mit Giftpflanzen ausgeschlossen sind. Ein gutes Bestimmungs-

Wenn Sie Ihre Heilpflanzen selbst sammeln, begleiten Sie den Weg Ihrer Tinktur von Anfang an.

buch gehört somit zur Grundausstattung. Im Serviceteil (Seite 154) finden Sie einige Empfehlungen.

Sie dürfen in der freien Natur überall Wildpflanzen sammeln, solange die Erntemenge pro Person nicht über einen Handstrauß oder ein kleines Körbchen hinausgeht. Lediglich geschützte Pflanzen und Pflanzen aus Naturschutzgebieten dürfen nicht mitgenommen werden. Wer einen Garten besitzt, kann sich geschützte Heilpflanzen wie Arnika, Bärentraube, Enzian, Schlüsselblume oder Tausendgüldenkraut über den Handel ins Kräuterbeet holen. Auch viele exotische Pflanzen, denen man gar nicht zutraut, dass sie bei uns kultiviert werden können, sind für unser Klima geeignet, so etwa Ginseng, Taigawurz oder Rosenwurz.

Lassen Sie immer genügend Pflanzen einer Art am Sammelplatz stehen, sodass sie sich weiter vermehren können. Das gilt vor allem, wenn Sie Wurzeln ernten.

Sammeln Sie nur gesunde und saubere Pflanzenteile und achten Sie darauf, dass Sie behutsam, also ohne Drücken und Quetschen ernten. Denn einige Heilpflanzen können an den Verletzungsstellen durch enzymatische Prozesse rasch wertvolle Wirkstoffe verlieren. Deshalb sollte die Verarbeitung von frischen Pflanzen auch immer möglichst zeitnah zur Ernte durchgeführt werden.

Machen wir uns nichts vor: Es gibt bei uns heutzutage keine völlig unbelasteten Naturstandorte mehr. Gerade deshalb ist es nötig, bei den gesammelten Heilpflanzen die Schadstoffe gering zu halten. Achten Sie daher beim Sammeln auf genügend Abstand zu stark befahrenen Straßen, Bahngleisen und mit Pflanzenschutzmitteln gespritzten Feldern. Auch beweidete Wiesen und Hunde-Gassi-Wege gehören selbsterklärend nicht zu den geeigneten Sammelorten.

Tinkturen aus frischen Pflanzen

Wenn Sie die selbst gesammelten Heilpflanzen zu Tinkturen verarbeiten wollen, ist es sinnvoll, frische statt getrocknete zu verwenden, denn richtig gemacht, ist dies mit Abstand das beste Herstellungsverfahren. Die Pflanzen werden sozusagen erntefrisch verarbeitet, ohne nennenswerte Wirkstoffverluste zu erleiden, wie es durch Trocknung und Lagerung unvermeidlich wäre. Tinkturen aus frischen Pflanzen sind deshalb gehaltvoller und heilkräftiger als Trockenauszüge. Zudem gehen die

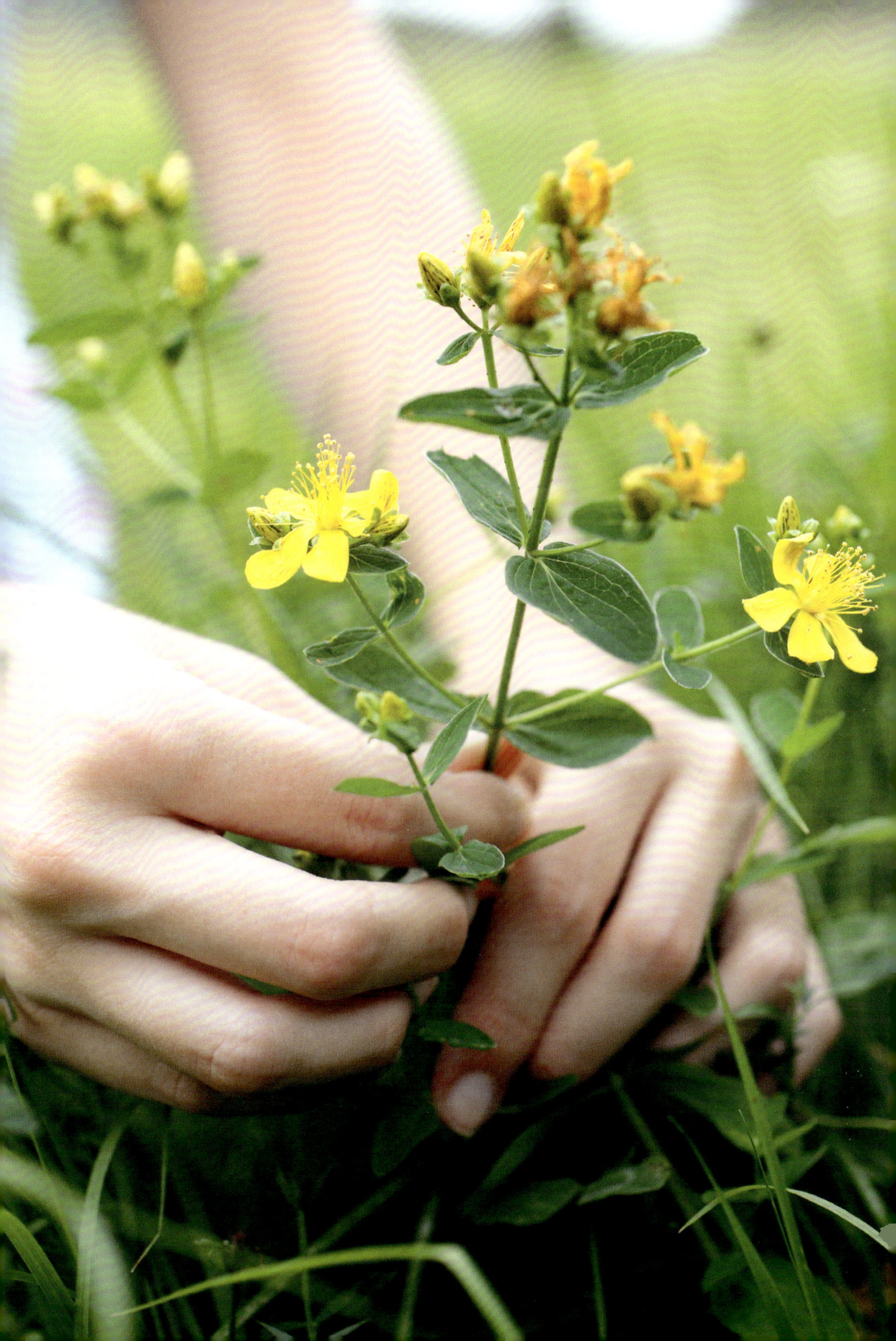

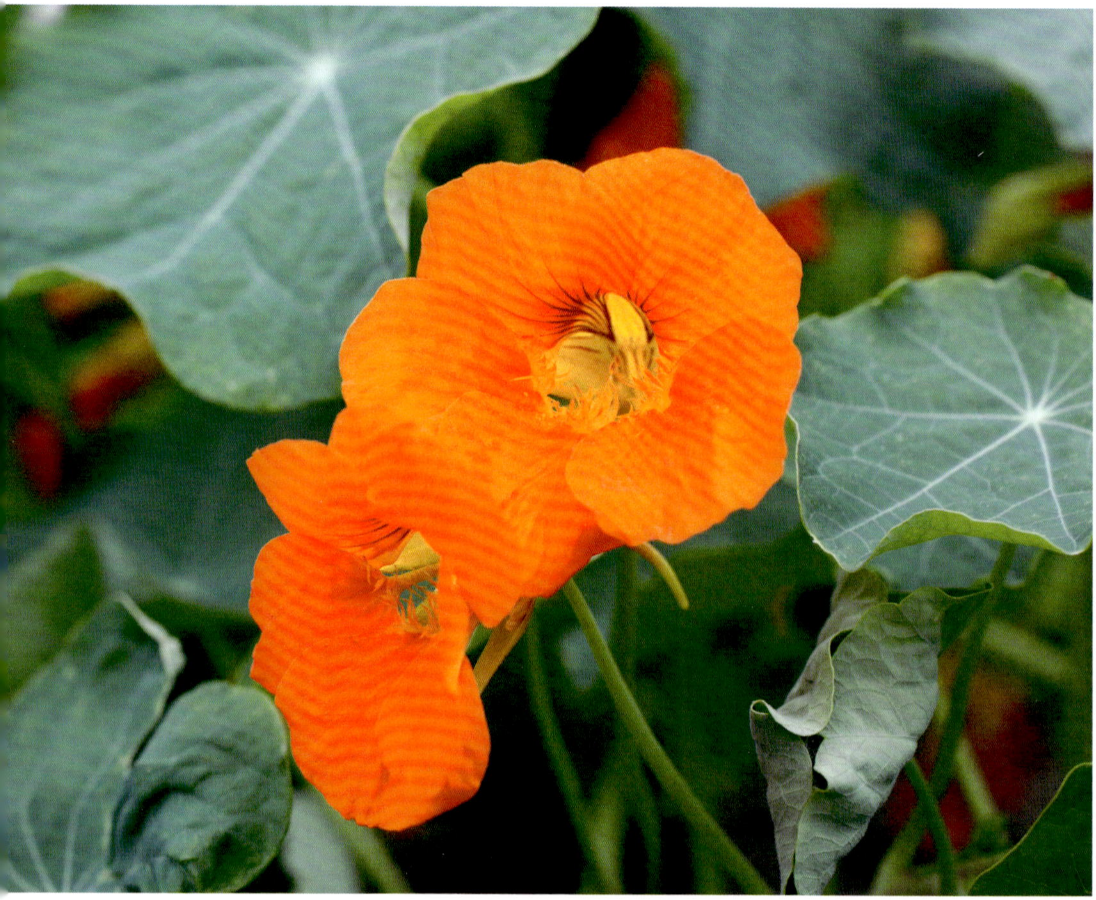

Kapuzinerkresse eignet sich ausschließlich als frische Pflanze.

Wirkstoffe durch die weichen Zellwände der Frischpflanzen wesentlich besser und schneller in die Extraktionsflüssigkeit über. Der Mediziner und Arzneimittelfabrikant Gerhard Madaus (1890–1942) drückte es folgendermaßen aus: „In den getrockneten Drogen sind manche Inhaltsstoffe der frischen Pflanzen zum Teil völlig vernichtet, zum Teil geschädigt oder vermindert." Einige Pflanzen, zum Beispiel Bärlauch (*Allium ursinum*), Hirtentäschel (*Capsella bursa-pastoris*), Kapuzinerkresse (*Tropaeolum majus*), Sonnenhut (*Echinacea purpurea*) oder Johanniskraut (*Hypericum perforatum*) sollten deshalb unbedingt als Frischpflanzentinktur verarbeitet werden, denn sie verlieren beim Trocknen wirksamkeitsbestimmende Inhaltsstoffe. Dass Frischpflanzenauszüge wirkstoffhaltiger sind, lässt sich auch an deren Geruch, Geschmack und Farbe erkennen. Der „grüne Pflanzengeist" ist sozusagen noch spürbar. Wir werden nachfolgend für Tinkturen aus frischen Pflanzen den Begriff *„Frischpflanzentinktur“* benutzen, da wir uns nicht exakt an den Herstellungsvorschriften der homöopathischen Urtinkturen (Seite 12) orientieren.

Optimaler Erntezeitpunkt

Bei der Herstellung von Frischpflanzentinkturen ist es wichtig, auf den optimalen Erntezeitpunkt zu achten. Wie bei Obst und Gemüse gibt es nämlich auch bei Heilpflanzen eine optimale „Reifezeit“. Wird diese beachtet, dann sind die gewünschten Wirkstoffe in besonders hohem Umfang enthalten und Sie bekommen eine hochqualitative Frischpflanzentinktur. Würden Sie zum Beispiel eine Pfefferminz-Tinktur im April ansetzen, wäre sie von minderer Qualität, da die Pfefferminze erst bei Blühbeginn im Juli quantitativ und qualitativ das beste ätherische Öl entwickelt.

Was für jede Heilpflanze der genau richtige Zeitpunkt zur Ernte ist, finden Sie in der großen Heilpflanzen-Tabelle ab Seite 138.

IMMER RASCH ZUR HAND

Legen Sie sich eine Hausapotheke mit häufig benötigten Frischpflanzentinkturen an. Es gibt immer Heilpflanzen, die man regelmäßig oder öfters benötigt.
Unsere Vorschläge für eine Haus- und eine Reiseapotheke finden Sie auf der vorderen bzw. hinteren Klappeninnenseite.

Tinkturen aus getrockneten Pflanzen

Nicht immer sind Pflanzen frisch verfügbar. Wenn Sie im Winter eine Melissen-Tinktur herstellen wollen, werden Sie vergeblich nach der zitronig duftenden Pflanze Ausschau halten. In einem solchen Fall bleibt als Alternative die getrocknete Variante.

Vorteile

Der Vorteil der Drogen (so werden getrocknete Heilpflanzen genannt) ist ihre ständige Verfügbarkeit. Sie können diese also jederzeit besorgen und verarbeiten. Somit brauchen Sie auch nicht den optimalen Erntezeitpunkt abzuwarten, denn das haben die Anbauer der Pflanzen für Sie getan.

Nachteile

Getrocknete Kräuter haben allerdings auch einige Nachteile: Zum einen kommt es durch den Trocknungsprozess unweigerlich zu Wirkstoffverlusten. Zum anderen kann es vorkommen, dass die Drogen mehrere Monate bis Jahre gelagert werden. Bei der Lagerung gehen jedoch beständig weitere Wirkstoffe verloren, da die handelsüblichen Heilpflanzen leider meist stark zerkleinert werden. In Millimetergröße zerschnittene Heilpflanzen sind aber wie eine offene Mineralwasserflasche, die nach und nach alle Kohlensäure verliert. Unzerkleinerte Blätter und Blüten gleichen dagegen einer geschlossenen Flasche; sie konservieren die Wirkstoffe, bis diese gebraucht werden. Es gibt aber auch Hersteller, die Drogen nicht oder nur ganz wenig zerkleinern. Im Serviceteil (Seite 155) finden Sie einige Bezugsadressen.

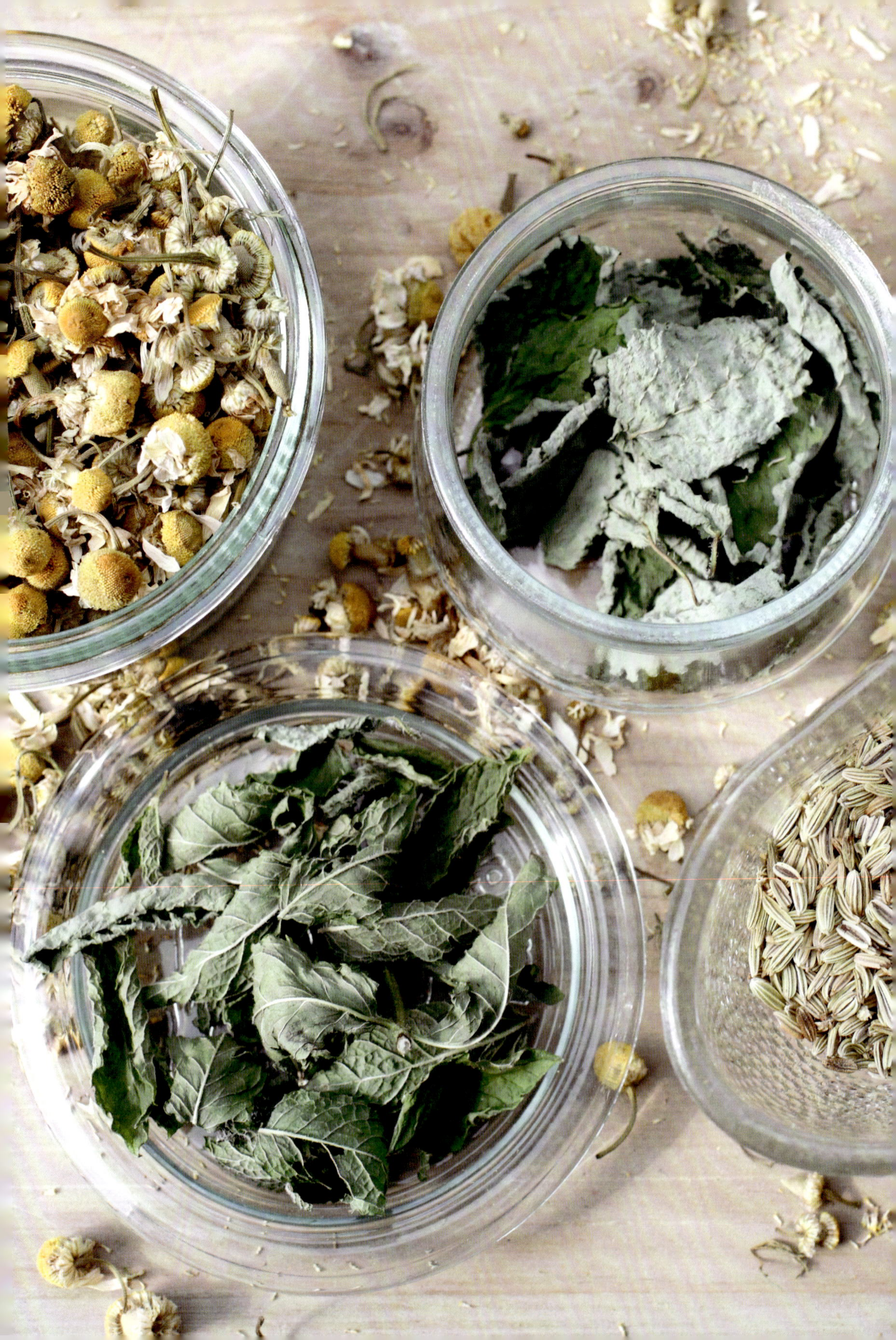

PFLANZEN SELBER TROCKNEN

Legen Sie sich selbst einen Vorrat an hochwertigen Ganzblatt-Drogen an, die Sie dann jahreszeitunabhängig für Tees und Tinkturen nutzen können. Trocknen Sie die Heilpflanzen unzerkleinert, indem Sie ganze Blätter, Blüten oder kleine Zweige an einem warmen Ort auslegen. Direktes Sonnenlicht schadet den Pflanzen, denn das UV-Licht zerstört viele Wirkstoffe. Der Trocknungsort sollte also möglichst dunkel sein und die Trocknungstemperatur sollte 40 °C nicht überschreiten. Sie werden überrascht sein über den hohen Wirkstoff- und Aromagehalt dieser Drogen.

Ein weiterer Nachteil von getrockneten Pflanzen ist die durch den Trocknungsprozess stark verdichtete Zellstruktur. Die Pflanzeninhaltsstoffe kommen dadurch bei der Extraktion viel schwieriger in Lösung. Wenn Sie sich an unseren Vorgaben orientieren (Grundlagenwissen Seite 30ff.), können Sie jedoch auch mit getrockneten Pflanzen hochwertige Tinkturen herstellen.

Wichtig zu wissen

- *Dosierung:* Falls Sie für Ihre Tinkturen getrocknete Kräuter einsetzen, dann gilt es zu beachten, dass diese Tinkturen höher dosiert werden (Seite 44f: „Dosierung von Tinkturen“).
- *Alkoholkonzentration:* Tinkturen-Ansätze mit getrockneten Pflanzen benötigen zum Quellen einen höheren Wassergehalt und werden deshalb mit 30–50%igem Alkohol angesetzt, während die wasserhaltigen Frischkräuter mit 50–70%igem Alkohol ausgezogen werden (Seite 22ff: „Welchen Alkohol nehmen wir“).

Einzel- und zusammengesetzte Tinkturen

Tinkturen können aus einer Pflanze (Tinctura simplex) oder aus verschiedenen Pflanzen (Tinctura composita) hergestellt werden. Zusammengesetzte Tinkturen haben wie Teemischungen den Zweck, die gewünschte Wirkung zu verstärken. Es werden also Pflanzen gemischt, die sich gegenseitig ergänzen.

Im Rezeptteil finden Sie überwiegend Tinkturenmischungen. Dazu werden die verschiedenen Pflanzen zusammen ins Extraktionsmittel eingelegt und ausgezogen. Wenn Sie ein großes Sortiment an Einzeltinkturen haben, können Sie sich die Mischungen auch direkt durch Mischen der Einzeltinkturen herstellen (Seite 52f: „Wichtige Hinweise zur Handhabung der Rezepturen“). Zu Beginn jedes Indikationsgebietes werden im Rezeptteil die wichtigsten Einzeltinkturen aufgelistet. Außer-

In unzerkleinerten Blättern, Blüten und Früchten bleiben die Inhaltsstoffe am besten erhalten.

dem finden Sie ab Seite 138 die große Heilpflanzen-Tabelle, in der alle Pflanzen, aus denen Sie Einzeltinkturen herstellen können, aufgeführt sind, zusammen mit Hinweisen zu den Indikationen, aber auch zu den eventuell möglichen Gegenanzeigen und Nebenwirkungen.

Vorteile von Tinkturen

Alkohol (Ethanol) durchdringt besonders gut die Pflanzenzellen, löst die Wirkstoffe heraus und nimmt sie auf. Ganz hervorragend löst er ätherische Öle, Harze (etwa Myrrhe oder Propolis) und fettlösliche Wirkstoffe wie zum Beispiel Carotinoide, Cumarine oder Phytosterole. All diese Inhaltsstoffe sind in Wasser (Tee) nur bedingt löslich. So gehen beispielsweise nur durchschnittlich 20 % der ätherischen Öle ins Teegetränk (wässriger Extrakt) über. Tinkturen (alkoholisch-wässriger Extrakt) lösen hingegen sowohl die alkohollöslichen als auch die wasser- und selbst die fettlöslichen Bestandteile der jeweiligen Pflanze. Deshalb sind sie wirksamer als Tees, die nur wasserlösliche Inhaltsstoffe aufnehmen. Außerdem können während der kurzen Ziehzeit des Tees nicht so viele Wirkstoffe aus einer Pflanze gelöst werden wie bei der mehrtägigen Mazeration einer Tinktur.

Pflanzliche Arzneimittel werden auch oft in Tablettenform angeboten. Diese Arzneiform hat im Vergleich zu Tinkturen aber den Nachteil, dass neben den Pflanzeninhaltsstoffen noch eine ganze Reihe an Hilfsstoffen verwendet werden. So enthalten Tabletten beispielsweise oft glutenhaltige Stärke, Laktose, Gelatine, Zucker, Farb- und Aromastoffe. Gerade Zusatzstoffe wie Laktose, Fructose und Gluten spielen bei Allergikern und Veganern eine wichtige Rolle.

Der antimikrobiell wirkende Alkohol ist zudem ein vorzügliches Konservierungsmittel, das eine lange Haltbarkeit und Stabilität der Arzneistoffe garantiert. Sie können Tinkturen ohne Kühlung gut 2–3 Jahre aufbewahren. Obendrein verbessert der Alkohol die Aufnahme (Resorption) der Wirkstoffe in den menschlichen Organismus. Wird die Tinktur äußerlich eingesetzt, dann fördert der Alkohol die Wirkstoffaufnahme durch die Haut und regt überdies die Durchblutung an.

Ein weiterer Vorteil ist die schnelle Verfügbarkeit („ready to use“) sowie eine bequeme und individuelle Dosierung der Tropfenzahl. Ein kleines Tinkturen-Fläschchen findet in jeder Tasche Platz und kann somit überall sofort verwendet werden. Ein Tee muss im Vergleich dazu immer wieder frisch und zeitaufwendig zubereitet werden.

Und last but not least haben Tinkturen den Vorteil, dass sie leicht bzw. angenehm einzunehmen sind. Leicht, da man sie pur einnehmen kann oder je nach Geschmack in wohlschme-

AUF EINEN BLICK: VORTEILE DER TINKTUREN

- Pflanzenwirkstoffe werden optimal extrahiert
- frei von eventuell allergenen Zusatzstoffen
- schnelle Verfügbarkeit (ohne Zubereitung sofort einsetzbar)
- Dosierung kann tropfenweise individuell vorgenommen werden
- Resorption der Wirkstoffe wird verbessert
- lange Haltbarkeit und gute Stabilität der Inhaltsstoffe
- leichte und angenehme Einnahme

ckende Getränke, etwa Fruchtsaft, gemischt. Das macht es leichter, die therapeutischen Ratschläge zu befolgen.

Die flüssige Grundlage: Alkohol

Bei einer Tinktur also werden den Pflanzen ihre Wirkstoffe mittels Alkohol entzogen. Da der übermäßige Konsum von Alkohol aber bekanntlich gesundheitsschädlich ist, stellt sich verständlicherweise auch hier die „Alkohol-Frage":

Ist der Tinkturen-Alkohol ein Risiko?

Vor allem bei der Behandlung von Kindern sind Eltern oft unsicher, ob sie ihnen wirklich alkoholhaltige Tinkturen geben sollen.

Der Alkoholgehalt einer fertigen Tinktur (nach den Rezepturen dieses Buches hergestellt) liegt in der Regel zwischen 30 und 50 Volumenprozent (%vol.).

Da eine Tinktur jedoch gemeinhin nur tropfenweise dosiert wird, enthält eine verabreichte Einzeldosis weniger Alkohol als beispielsweise ein Glas Fruchtsaft. Bei 10 Tropfen Frischpflanzentinktur 40 %vol. nehmen Sie nur 0,1 g reinen Alkohol auf. Solch geringe Mengen sind selbst für Kinder ungefährlich und gut verträglich. Sie werden vom Organismus in wenigen Minuten abgebaut. Ein Glas Apfelsaft (0,2 l) enthält zum Beispiel

Eine reife Banane enthält deutlich mehr Alkohol als eine Dosis Tinktur.

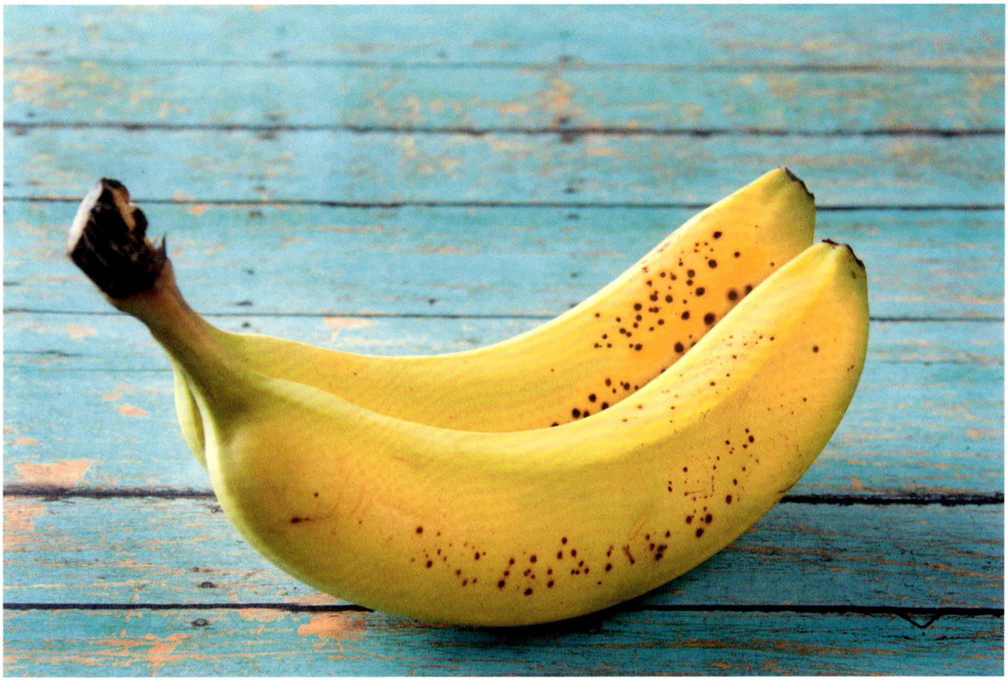

die vierfache Menge Alkohol, ein Glas Traubensaft sogar das Achtfache. Auch reife Bananen, man glaubt es kaum, enthalten wesentlich mehr Alkohol.

Durch den minimalen Alkoholgehalt einer Tinktur-Einzeldosis ist auch keine Beeinträchtigung bei der Teilnahme am Straßenverkehr oder beim Bedienen von Maschinen zu erwarten.

ACHTUNG BEI SÄUGLINGEN!
Säuglingen unter 8 Monaten werden keine ethanolhaltigen Tinkturen gegeben, da das Ethanol abbauende Enzym hier noch nicht vorhanden ist.

Alkoholkranke Menschen allerdings sowie Patienten mit Lebererkrankungen oder Epilepsie sollten auf alkoholische Tinkturen verzichten und stattdessen die Heilkraft der Pflanzen in Form von Tees oder Tabletten nutzen. Auch während der Schwangerschaft und Stillzeit gilt es grundsätzlich abzuwägen, ob alkoholfreie Darreichungsformen vorzuziehen sind. Vor allem sollten Sie ethanolhaltige Tinkturen vorsichtshalber nicht hochdosiert und nicht über einen längeren Zeitraum einnehmen. Es gibt zudem die Möglichkeit, Tinkturen auf der Basis von Essig oder Glycerol herzustellen. Ausführlichere Hinweise dazu finden Sie im Abschnitt „Auszüge ohne Alkohol“ ab Seite 47. Bei Tinkturen für Kinder wäre es überlegenswert, mit einer 1:1-Mischung aus Glycerol 86 % und Ethanol 70 %vol. zu arbeiten. Dadurch verringert sich nicht nur der Alkoholgehalt, das Glycerol hat auch den Vorteil, dass es die Kleinen wegen seiner Süße lieber einnehmen. Auch für Menschen, die den Ethanolgeschmack nicht mögen, ist diese Mischung ideal. Bei der Nutzung von Essig muss man wissen, dass dieser 0,2 bis 1 % Ethanol enthalten kann.

Alkoholgehalt in Tinkturen und Lebensmitteln

Alkoholhaltige Produkte	Enthaltene Alkoholmenge in g
5 Tropfen Tinktur 40 %vol.	0,05 g
10 Tropfen Tinktur 40 %vol.	0,1 g
20 Tropfen Tinktur 40 %vol.	0,2 g
0,2 l Apfelsaft	0,4 g
1 Scheibe Roggenbrot	0,4 g
0,2 l Traubensaft	0,8 g
0,5 l Kefir	2,5 g
0,3 l Bier	10 g
0,25 l Wein	25 g

Welchen Alkohol nehmen wir?

Wenn man sich verschiedene Tinkturen-Rezepte in der Literatur ansieht, fällt auf, dass für den Alkohol unterschiedlichste Begriffe verwendet werden, was sehr verwirrend sein kann: Weingeist, Trinkspiritus, Ethylalkohol, Äthanol, Primasprit, Trinkalkohol, unvergällter Alkohol usw.

Dies alles sind gebräuchliche Synonyme oder ältere Bezeichnungen für Ethanol. Ethanol ist der chemische Stoff, den wir im Volksmund Alkohol nennen. Der Alkoholgehalt eines Getränks ist genau genommen sein Ethanolgehalt.

Das käufliche Ethanol wird überwiegend durch Gärung aus Biomasse gewonnen. Es ist geschmacks- und geruchsneutral. In der Regel hat dieser „Neutral-Alkohol" einen Alkoholgehalt von 96 %vol. Das bedeutet, dass in diesem fast reinen Alkohol noch 4 % Wasser enthalten ist.

Ethanol ist in jedem Verhältnis mit Wasser mischbar und wird deshalb auch häufig verdünnt mit 70 %vol. angeboten. Hochprozentigen Alkohol können Sie jederzeit selbst auf die gewünschte Konzentration verdünnen (Seite 25ff.).

Auch in Spirituosen, die oft als Schnaps bezeichnet werden, ist Ethanol enthalten. Spirituosen werden aus Nahrungsmitteln hergestellt (Getreide, Obst, Wein, stärkehaltige Wurzeln) und besitzen deshalb oftmals noch typische Aromen und Geschmacksnuancen der Ausgangsstoffe. Korn, Wodka und Whisky werden beispielsweise aus Getreide gebrannt. Diese Getränke sind meist 30–50%ig und kosten zwischen 10 € und 30 € je Liter. Es gibt jedoch auch höherprozentige Spirituosen.

BESTEUERUNG
Ethanol ist durch die Branntweinsteuer hoch besteuert. Der Liter (96 %vol.) kostet etwa 25–30 €. Wird er aber nicht als Genussmittel genutzt, sondern für technische Zwecke, dann ist er steuerfrei. Damit es nicht zum Missbrauch kommt, wird dieses Ethanol vergällt, das heißt, durch Zugabe von scheußlich schmeckenden Chemikalien für den menschlichen Genuss unbrauchbar gemacht.

Welche Alkoholkonzentration ist sinnvoll?

Es stellt sich nun die Frage, welcher Alkohol bzw. welcher Alkoholgehalt für unsere Tinkturen am besten geeignet ist. Die Annahme, je höher der Alkoholgehalt, desto besser das Ergebnis, ist nicht in jedem Fall korrekt. Alkoholisch-wässrige Auszüge sind wesentlich effektiver als solche mit reinem Ethanol, denn einige der zahlreichen Pflanzeninhaltsstoffe benötigen auch Wasser zum Lösen. In reinem Ethanol würden sie sich kaum lösen. Aus diesem Grund sind Alkoholkonzentrationen zwischen 40 % und 70 % ideal, denn sie enthalten 60–30 % Wasser. Ein noch höherer Wasseranteil kann bei getrockneten Pflanzen eine zu starke Quellung der Pflanzengewebe hervorrufen und damit die Extraktion behindern. Deshalb sollten Sie Tinkturen aus getrockneten Pflanzen grundsätzlich nicht mit einem Alkohol ausziehen, der weniger als 20 %vol. Ethanol enthält.

Welche Alkoholkonzentration letztendlich genommen wird,

- hängt zum einen von den *Inhaltsstoffen* der Heilpflanzen ab,
- zum anderen von der *Zellstruktur* und
- vom *Wassergehalt* der genutzten Pflanzen.

Die meisten pharmakologischen Inhaltsstoffe lösen sich schon sehr gut bei Konzentrationen von 40–50 %vol. (siehe Tabelle Seite 24). Lediglich harzhaltige Pflanzen, Pflanzen mit Senfölen und solche, die viele ätherische Öle besitzen, benötigen höhere Ethanol-Konzentrationen. Pflanzen hingegen, die als Hauptwirkstoff Schleime oder Saponine enthalten, benötigen ein Auszugsmedium mit höherem Wasseranteil. Deshalb sollten Sie beispielsweise eine Einzeltinktur aus den schleimhaltigen Malvenblüten mit 30–40%igem Alkohol ausziehen, der entsprechend einen Wasseranteil von 60 bzw. 70 % hat (siehe auch Kasten Seite 25).

• *Frischpflanzen* werden in der Regel mit 50–70%igem Alkohol ausgezogen, denn sie enthalten in ihren Zellen ja schon einen beträchtlichen Anteil an Wasser. Der Alkoholgehalt der fertigen Tinktur liegt dann bei etwa bei 30–40 % vol.

• Bei *getrockneten Pflanzen* als Ausgangsmaterial wird ein größerer Anteil an Wasser benötigt, um die Zellwände der Drogen aufzuquellen und das Zellinnere besser zugänglich zu machen. In diesem Fall sind Alkoholkonzentrationen von 30–50 %vol. ein optimales Lösemittel. Sie können bei getrockneten Pflanzen also auch sehr gut Spirituosen wie Korn oder Wodka einsetzen.

Bei zusammengesetzten Tinkturen aus mehreren Pflanzen sollten Sie sich am gewünschten Hauptwirkstoff orientieren,

Lösefähigkeit verschiedener Alkoholkonzentrationen

Pflanzenteile	**Alkoholgehalt in %vol.**					
	20–30%	**30–40 %**	**40–50 %**	**50-60 %**	**60–70 %**	**70–80 %**
Frische Pflanzen	–	–	+	++	++	+
Getrocknete Pflanzen	–	+	++	+	–	–
Wirkstoffe						
Ätherische Öle	–	+	+	+	++	++
Arbutin	+	++	+	+	–	–
Bitterstoffe	–	+	++	++	+	–
Cumarine	–	+	+	+	++	+
Flavonoide	–	+	++	++	++	–
Gerbstoffe	–	+	++	++	+	–
Harze	–	–	–	–	+	++
Iridoide	+	++	+	–	–	–
Saponine	+	++	+	–	–	–
Schleimstoffe	++	++	+	–	–	–
Senföle (Glucosinolate)	–	–	+	+	++	++

Legende: + = gutes Löseergebnis, ++ = optimales Löseergebnis, – weniger gutes Ergebnis

wenn es um die Wahl der Alkoholkonzentration geht. Bei mehreren Wirkstoffen entscheiden Sie sich für einen Mittelwert oder Sie setzen die Pflanzen getrennt in verschiedenen Alkoholkonzentrationen an. Ein Beispiel zum Verständnis: Eine Tinktur zum Lösen eines festsitzenden Hustens enthält Königskerzenblüten (Wirkstoff: Saponin) und Thymian (Wirkstoff: ätherisches Öl). Hier ist als gewählte Alkoholkonzentration ein Mittelwert von 45 %vol. sinnvoll – oder aber ein getrenntes Ansetzen mit 30 %vol. (Königskerze) und 60 %vol. (Thymian).

MEHRSTUFIG EXTRAHIEREN

Bei manchen Heilpflanzen kann es aufgrund der verschiedenen Wirkstoffe sinnvoll sein, sie in unterschiedlichen Alkoholkonzentrationen auszuziehen. Bei einer solchen mehrstufigen Extraktion würde man zum Beispiel der Kamille zunächst mit einem 30%igen Alkohol die wasserlöslichen Schleimstoffe entziehen und dann mit einem 60%igen Alkohol dafür sorgen, dass die ätherischen Öle optimal gelöst werden. Anschließend mischt man die Auszüge.

Die Verdünnung des Alkohols

Je nachdem, welchen Alkohol Sie für die Tinktur zur Verfügung haben, kann sich die Frage des Verdünnens stellen.

Ein Beispiel: Sie haben einen Alkohol mit 96 %vol. und wollen ihn für eine Tinktur mit Wasser so verdünnen, dass die gewünschte Zielkonzentration 50 %vol. beträgt.

Dazu gibt es verschiedene Möglichkeiten:

Die Schnellste wäre die Nutzung von im Internet verfügbaren Ethanolmischungsrechnern (Serviceteil Seite 155). Auf einer solchen Website können Sie einfach die Werte Ihrer Ausgangs- und der gewünschten Zielkonzentration einfügen und das Ergebnis ablesen.

Sie können das Mischungsverhältnis aber auch selbst mittels eines *Mischungskreuzes* ausrechnen (Grafik Seite 27). Zuvor ist allerdings eine Umrechnung der in Volumenprozent (%vol.) angegebenen Alkoholkonzentration in Masseprozent (m%) vonnöten, denn Berechnungen über das Mischungskreuz funktionieren nur mit Massen, also mit dem Gewicht der zu mischenden Substanzen. Deshalb arbeiten wir beim Mischungskreuz nicht mit dem Volumen (ml), sondern wir nutzen die Masse (g) und wiegen die Flüssigkeiten. Wenn Sie also einen Alkohol mit 96 %vol. auf 50 %vol. verdünnen wollen, dann rechnen Sie im Mischungskreuz mit den entsprechenden Gewichtsprozenten (94 m% und 42 m% – siehe Umrechnungstabelle Seite 26).

Warum so umständlich? Das Problem, das zugrunde liegt, ist die unterschiedliche Dichte von Wasser und Ethanol. Während Wasser eine Dichte von 0,99 hat, weist beispielsweise Ethanol 90 %vol. eine Dichte von 0,83 auf. Das heißt, 10 ml Wasser wiegen 9,9 g und 10 ml Ethanol 90 %vol. nur 8,3g. Mischen Sie also zum Beispiel 10 ml Wasser mit 10 ml Ethanol 90 %vol., dann erhalten Sie ein Gesamtvolumen, das weniger als die erwarteten 20 ml beträgt (19,36 ml). Die oben angesprochenen Alkoholmischungsrechner sind so programmiert, dass die Dichte des Alkohols immer berücksichtigt wird, denn 40%iges Ethanol hat eine andere Dichte als 70%iges.

Umrechnungstabelle Ethanol-Wasser-Mischungen:

Umrechnung von Volumenprozent in Masseprozent (Gewichtsprozent)

Volumenprozent (%vol.)	Gewichtsprozent (m%) – gerundet	Dichte
Ethanol 96 %	Ethanol 94 %	0,80
Ethanol 90 %	Ethanol 86 %	0,83
Ethanol 80 %	Ethanol 73 %	0,86
Ethanol 70 %	Ethanol 62 %	0,88
Ethanol 60 %	Ethanol 52 %	0,91
Ethanol 50 %	Ethanol 42 %	0,93
Ethanol 45 %	Ethanol 38 %	0,94
Ethanol 40 %	Ethanol 33 %	0,95
Ethanol 38 %	Ethanol 32 %	0,95
Ethanol 30 %	Ethanol 25 %	0,96

Ausführlichere Umrechnungstabellen für Ethanol-Wasser-Gemische finden Sie im Internet.

Mischungsverhältnisse bei einer Ausgangslösung von 96 %vol. = 94 m%

Zielkonzentration	Gewichtsanteile Wasser	Gewichtsanteile Alkohol 96 %vol.
40 %vol. = 33 m%	61 Teile	33 Teile
50 %vol. = 42 m%	52 Teile (26)	42 Teile (21)
60 %vol. = 52 m%	42 Teile (21)	52 Teile (26)
70 %vol. = 62 m%	32 Teile (16)	62 Teile (31)
80 %vol. = 73 m%	21 Teile	73 Teile

Gerechnet wird stets mit Masseprozent. (In Klammern die gekürzten Werte.)

Bei der Berechnung werden negative Ergebnisse ohne das Minus-Vorzeichen notiert. Also, wieder am Beispiel der Verdünnung von Alkohol mit 96 %vol. auf 50 %vol.: 94–42 ergibt 52 Teile und 0–42 ergibt 42 Teile. Demnach mischen Sie 52 Teile Wasser mit 42 Teilen konzentriertem Alkohol (96 %vol.). Selbstverständlich kann das Mischungsverhältnis zur Vereinfachung vor dem Mischen noch gekürzt werden, also 52/42 = 26/21. Dann mischen Sie 26 Teile Wasser mit 21 Teilen Alkoholkonzentrat (96 %vol.).

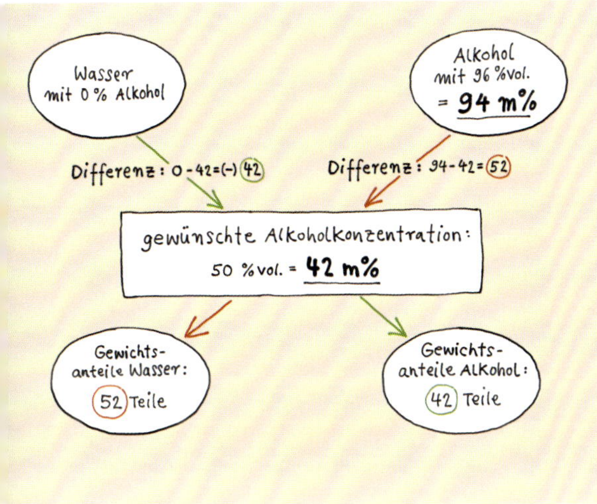

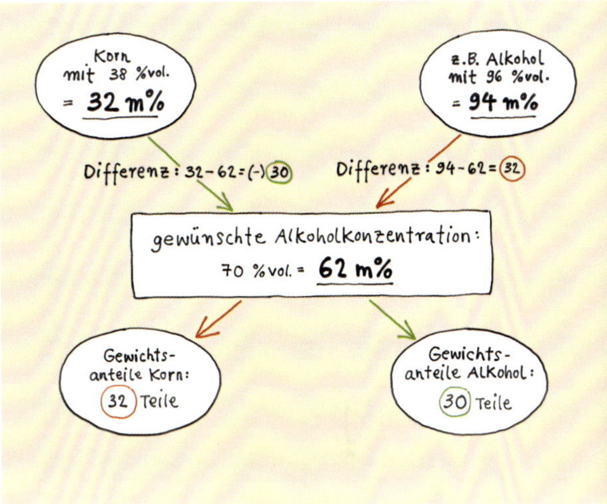

Grafik links: Mischungskreuz zum Verdünnen

Grafik rechts: Mischungskreuz, um Alkoholkonzentration zu erhöhen

Da wir mit Gewichtsanteilen rechnen, werden die Flüssigkeiten also gewogen: Wollen wir zum Beispiel 100 g (94 Teile) von unserer gewünschten Konzentration mit 50 %vol. beziehungsweise 42 m% herstellen, benötigen wir 55,3 g Wasser (52 Teile) und 44,7 g Alkohol (42 Teile). Errechnet wird dies durch Dreisatzrechnung: 94 Teile (52+42 Teile) entsprechen 100 g. Dann entsprechen 52 Teile x g. Jetzt kommt der Dreisatz ins Spiel: x = (52×100/94) = 55,3 g.

Das Mischungskreuz können Sie nicht nur nutzen, wenn es ums Verdünnen geht, sondern auch, wenn Sie die Alkoholkonzentration erhöhen wollen. Sie haben zum Beispiel einen 38%igen Korn zu Hause und wollen ihn mithilfe von Ethanol 96 %vol. auf eine Zielkonzentration von 70 %vol. einstellen. Für die Nutzung des Mischungskreuzes ist wiederum zunächst die Umrechnung von Volumen auf Masse notwendig. Das bedeutet, Sie mischen 32 Teile Korn (38 %vol.) mit 30 Teilen des konzentrierten Alkohols (96 %vol.). Das Mischungsverhältnis kann auch hier noch gekürzt werden, also 32/30 = 16/15.

Tipp Statt des Mischungskreuzes ist auch die Berechnung mithilfe einer Formel möglich:
Menge des abzuwiegenden Alkohols in g = Menge des gewünschten Ethanols (z. B. 100 g Ethanol 50 %vol.) × gewünschte Alkoholkonzentration in Masseprozent (z. B. 42 m%) / Konzentration des vorrätigen Alkohols in Masseprozent (z. B. 94 m%).
Ergebnis: Man benötigt 44,7 g Ethanol 96%vol (94m%) Wasser. Um auf 100 g zu kommen, fehlen dann noch 55,3 g Wasser.

WEICHES WASSER

Das Wasser ist der eigentliche Informationsträger der Tinktur. In der Regel wird zum Verdünnen der Tinkturen destilliertes Wasser genommen – was ganz in Ordnung geht. Noch besser allerdings ist hochwertiges mineralarmes Quellwasser. Solche weichen Hochgebirgsquellwässer haben ein sehr hohes Bindevermögen und somit optimale Löseeigenschaften. Sie können solche Wässer auch zur Teezubereitung verwenden, was mit einem Mehr an Aroma und Wirkstoffen belohnt wird.

Was wird alles gebraucht?

Für die Herstellung von Tinkturen benötigen Sie keine speziellen Geräte, das meiste haben Sie vermutlich bereits im Haushalt. Was eventuell fehlen sollte, lässt sich leicht besorgen. Einige der vorgestellten Hilfsmittel können eine Arbeitserleichterung darstellen, aber sie lassen sich durchaus auch ersetzen. Bevor Sie also mit der Tinkturenherstellung loslegen, werfen wir einen Blick auf die nötigen Zutaten und Gerätschaften:

Man nehme …

Zutaten/Gerätschaften	Anwendung
Heilkräuter	Selbst gesammelt oder gekauft, frisch oder getrocknet
Auszugsmittel	Alkohol (Ethanol oder Spirituosen) bzw. als nichtalkoholische Variante Glycerol (=Glycerin) oder Essig, eventuell Wasser zum Verdünnen
Messer und Schneidebrettchen	Um frische Heilkräuter für Frischpflanzen-Tinkturen zu zerkleinern
Mörser (Reibschale)	Zum Zerkleinern getrockneter Heilkräuter und zum Zerreiben frischer Kräuter in Alkohol (Bewegungsmazeration). Dabei ist eine möglichst raue Innenfläche sehr hilfreich. Wir empfehlen den japanischen Suribachi Keramikmörser (Bezugsquelle Seite 155).
Mixgerät oder Stabmixer	Falls Sie die Turbo-Extraktion (Seite 42f.) durchführen wollen
Einfülltrichter	Zum leichteren Befüllen der Auszugsgefäße und der Aufbewahrungsfläschchen
Sieb	Möglichst feinmaschig, um den fertigen Auszug abzugießen
Kaffeefilter und Filterpapier	Um die Tinktur vor dem Abfüllen klarzufiltern. Es eignen sich auch entsprechende Teefiltersysteme.
Messgefäße und -geräte	Messbecher oder Becherglas, mit dem sich auch kleinere Volumen (10 ml) abmessen lassen. Präzise Küchenwaage, mit der sich auch kleinere Gewichtseinheiten (1 g) genau abwiegen lassen
Auszugsgefäße: weithalsige, verschließbare Gläser (mit möglichst chemikalienbeständigem Schraubverschluss), weithalsige Apothekengläser mit Schliffstopfen	Da Tinkturen während des Auszugs nicht in der Sonne stehen, können Sie hierzu sowohl helle als auch gefärbte Gläser verwenden (Bezugsquellen Seite 155).
Tinkturen-Fläschchen: kleine Fläschchen aus Braun-, Blau- oder Violettglas (10/20/50 ml) mit Tropfaufsatz oder Pipette	Zum Aufbewahren der fertigen Tinktur. Achten Sie darauf, dass es sich um durchgefärbtes Glas handelt (Bezugsquellen Seite 155).
Pumpzerstäuber	Wenn Sie die Tinktur als Spray (z.B. Mundspray) nutzen wollen
Klebeetiketten	Zum Beschriften der Fläschchen

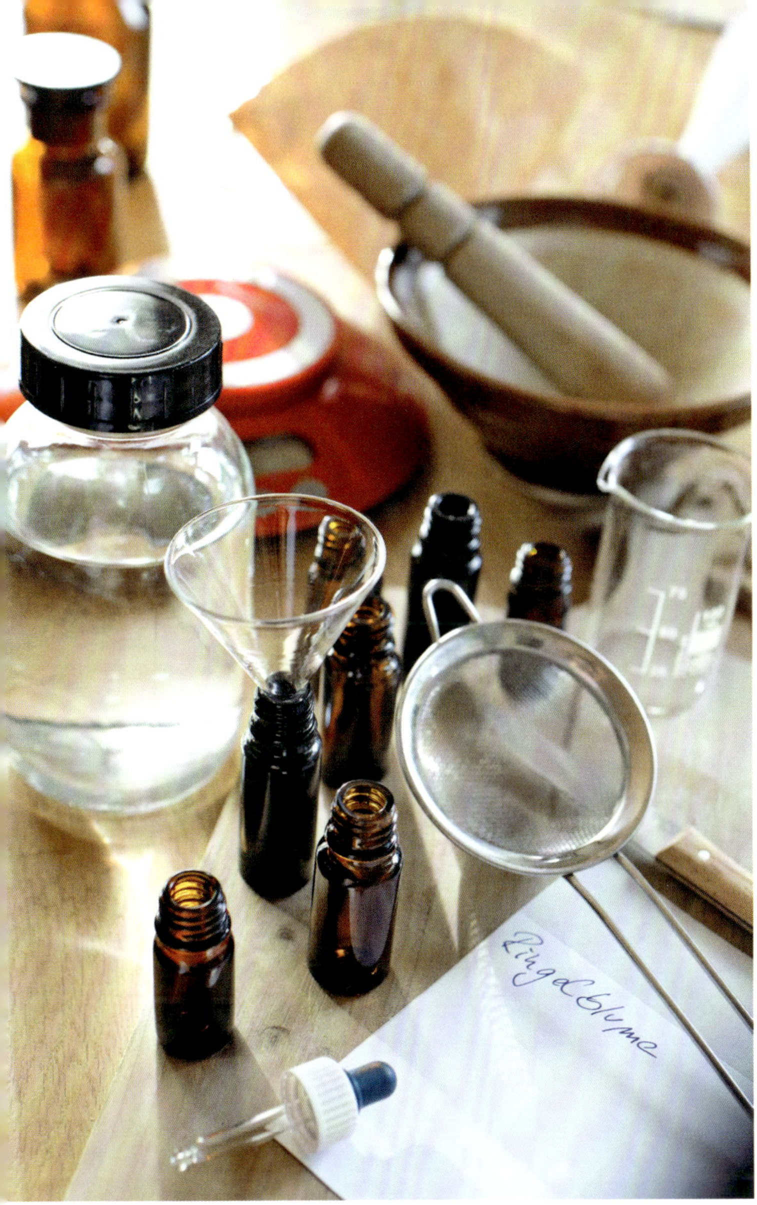

Ein Überblick über die Utensilien, die Sie benötigen.

Gefäß ist nicht gleich Gefäß

Bei den Auszugsgefäßen möchten wir noch die Problematik der Verschlüsse ansprechen. Sehr gerne werden dabei gebrauchte Gläser mit Schraubdeckel verwendet, in denen ursprünglich Lebensmittel gelagert wurden. Die Schraubdeckel sind in der Regel innen mit einer Kunststoffdichtung beschichtet, die oftmals nicht chemikalienbeständig ist. Wenn hochprozentiges Ethanol längere Zeit darauf einwirkt, kann das dazu führen, dass sich Weichmacher und andere Verbindungen aus der Dichtung lösen und die Tinktur negativ beeinflussen. Auch Gummidichtungen von Einmachgläsern sind nicht chemikalienbeständig. Lediglich mit Polypropylen (PP) beschichtete

Deckel gelten als sicher, aber bei gebrauchten Gläsern steht es meist nicht dabei, aus welchem Kunststoff die Beschichtung besteht. Definitiv weichmacherfrei sind die Blueseal-Schraubdeckel, die man leicht am blauen Dichtungsring innerhalb des Deckels erkennt. Die optimale Lösung sind Apothekenflaschen mit einem dicht schließenden, gläsernen Schliffstopfen, die allerdings recht teuer sind.

Mit etwas Vorsicht können Sie aber trotzdem Ihre Schraubgläser verwenden. Wichtig ist dann nur, dass der Alkohol nicht über längere Zeit mit der Dichtung in Kontakt kommt. Die von uns vorgeschlagenen kurzen Auszugszeiten (Seite 33) mindern das Risiko. Wenn Sie dann die Tinktur während des Auszugs umrühren statt zu schütteln, kommt der Deckel nicht mit dem Ethanol in Berührung und es kann sich nichts aus der Dichtung herauslösen.

Weiterhin wird auch häufig die Farbe der Gläser diskutiert. Für die kurze Auszugszeit (5–14 Tage) ist es kein Problem, helles Glas zu verwenden, wenngleich gefärbte Gläser von Vorteil sind. Schön ist es ja auch, die Veränderungen in der selbst angesetzten Tinktur zu beobachten, was eben nur bei Klarglas möglich ist. Für die endgültige Lagerung der Tinktur sollten Sie jedoch Gläser benutzen, die ihr Lichtschutz gewähren. Grünes Glas bietet dabei weniger Schutz als braunes Glas. Auch das blaue Glas unterliegt qualitativ den Braungläsern, es sei denn, es handelt sich um durchgefärbtes Blauglas, was allerdings selten angeboten wird. Den optimalen Schutz vor Lichteinwirkung bietet violettes Glas. Zugegeben, solche Gläser sind nicht in allen Größen und Formen erhältlich und überdies im Preis recht hoch. Sie zahlen sich aber durch einen besseren Erhalt der Wirkstoffe und durch eine längere Haltbarkeit der Tinktur aus. Bezugsquellen finden Sie im Serviceteil (Seite 155).

Grundlagenwissen für hochwertige Tinkturen

Um eine optimale Tinktur mit hoher Wirkstoffausbeute herzustellen, sind acht Faktoren entscheidend, wobei die einzelnen Faktoren in Wechselwirkung miteinander stehen: Zum Beispiel ist die Auszugsdauer umso kürzer, je wärmer der Auszug erfolgt, je feiner das Pflanzenmaterial zerkleinert ist und je mehr Bewegung während des Auszugs stattfindet.

1. Qualität der Heilpflanzen

Bei der Tinkturenherstellung ist es ähnlich wie beim Kochen: Die Qualität der Zutaten bestimmt die Güte des fertigen Produkts. Deshalb sollten Sie darauf achten, für Ihre Tinkturen nur hochqualitative Heilpflanzen zu verwenden. Nur Pflanzen, die genügend Wirkstoffe enthalten, können diese auch

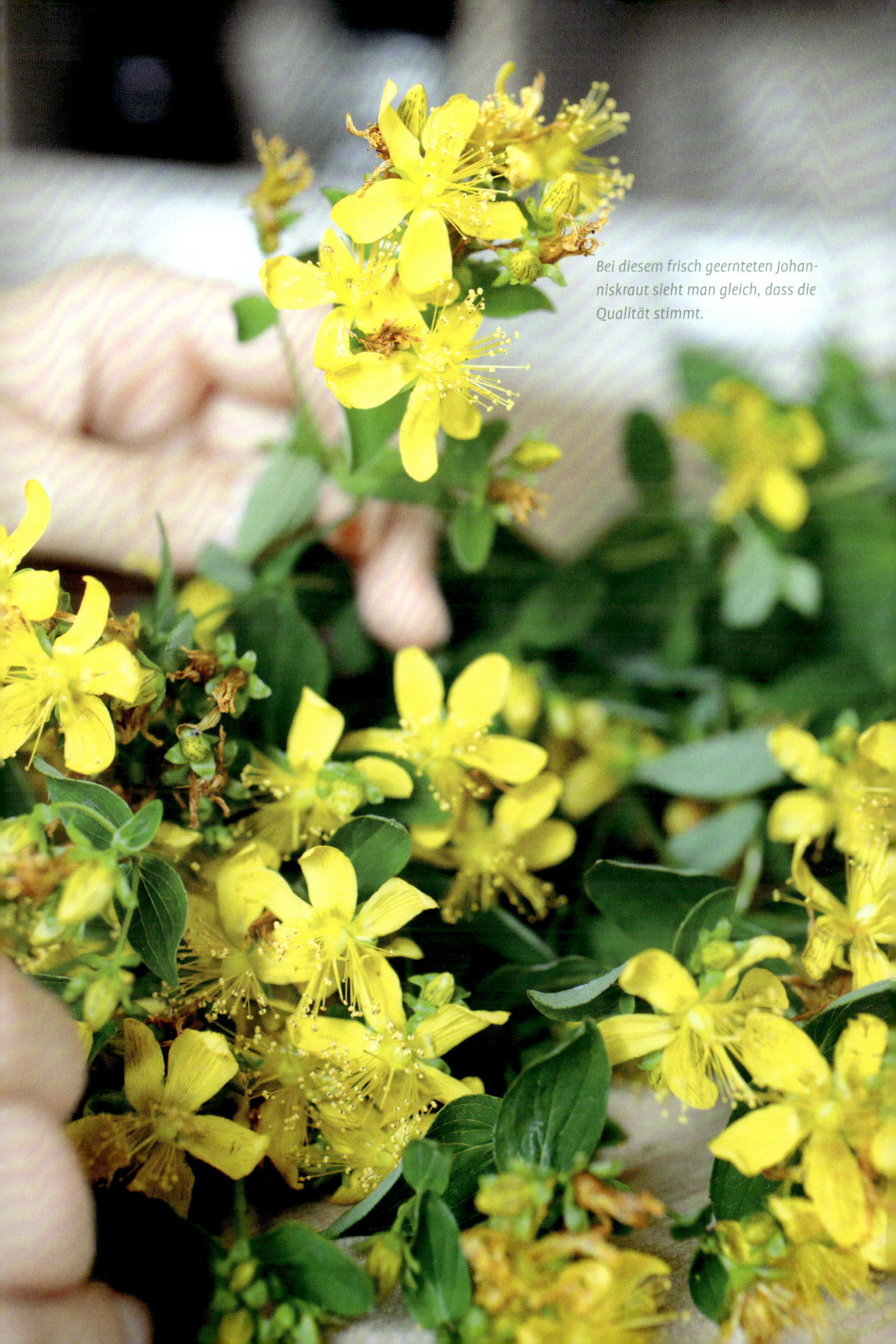

Bei diesem frisch geernteten Johanniskraut sieht man gleich, dass die Qualität stimmt.

an das Lösemittel abgeben. Falls Sie frische Heilpflanzen verwenden, dann sammeln Sie diese unbedingt zum richtigen Erntezeitpunkt (siehe Seite 17 und die Tabelle ab Seite 138). Wenn Sie das Pflanzenmaterial nicht selbst sammeln, sondern kaufen, sollten sie biologisch angebauten Produkten den Vorzug geben.

2. Konzentration der Extraktionsflüssigkeit

Der Alkoholgehalt der Extraktionsflüssigkeit hat einen wichtigen Einfluss auf die Herauslösung der Wirkstoffe. Manche Wirkstoffe benötigen einen höheren Alkoholgehalt, während andere sich besser mit einem größeren Anteil an Wasser aus den Pflanzen lösen lassen. So benötigen beispielsweise Pflanzen wie Kapuzinerkresse, die als Hauptwirkstoff Senföle enthalten, Alkoholkonzentrationen zwischen 50 und 70 %. Ähnlich verhält es sich bei Pflanzen mit ätherischen Ölen, wie Thymian oder Lavendel. Eine Tinktur mit Malvenblüten oder Eibischwurzeln wird dagegen nur richtig gut bei einer Alkoholkonzentration von 20-40 %, denn hier geht es um die wasserlöslichen Schleimstoffe. Im Abschnitt „Welche Alkoholkonzentration ist sinnvoll“ (Seite 23ff.) finden Sie weitere Hinweise dazu.

3. Ansatz-Verhältnis

Die meisten Bücher, in welchen die Tinktur-Herstellung für den Hausgebrauch beschrieben wird, orientieren sich an der klassischen Tinkturen-Rezeptur für getrocknete Heilpflanzen (Seite 11) und nutzen in der Regel ein Pflanzen-Extraktionsmittel-Verhältnis von 1:5 bis 1:10. Unsere Tinkturen werden wesentlich konzentrierter angesetzt, denn sie orientieren sich an den Mischungsverhältnissen der Urtinkturen-Herstellung nach den Vorschriften 1–3 (Seite 12). Das Resultat sind äußerst heilkräftige und wirkstoffreiche Tinkturen.

Nehmen Sie also bei Frischpflanzen auf 100 g Heilpflanzen etwa 200–250 ml Alkohol, bei 100 g getrockneten Pflanzen etwa 400–500 ml Alkohol. Gehaltvolle Auszüge haben die Konsistenz eines dickflüssigen Pflanzenbreis. Sollte die Konsistenz zu trocken sein, gleichen Sie dies durch Zugabe von etwas Alkohol aus.

OPTIMALE KONSISTENZ

Das Ansatzverhältnis hängt vom Feuchtigkeitsgehalt der Pflanzen ab. Sollte der Pflanzenbrei noch zu dickflüssig sein, wird er durch die Zugabe von Alkohol verdünnt.

4. Dauer der Extraktion

Das Konzentrationsgefälle zwischen Alkohol und Pflanzenteilen ist die treibende Kraft, um Inhaltsstoffe herauszulösen. Das Gefälle nimmt während der Extraktion kontinuierlich ab. Nach einer erstaunlich kurzen Zeit ist ein Konzentrationsgleichgewicht der Inhaltsstoffe zwischen Pflanze und alkoholisch-wässriger Lösung erreicht. Dann ist keine weitere Extraktion von In-

DIE ZEIT VERGESSEN. WAS NUN?
Sollten Sie einmal vergessen haben, Ihren Tinkturen-Ansatz rechtzeitig abzufiltern – kein Problem! Längere Ziehzeiten haben keine negative Auswirkung auf die Qualität Ihrer Tinktur.

haltsstoffen mehr möglich. Lange Auszugszeiten von mehreren Wochen sind deshalb nicht notwendig. Eine Tinktur hat schon nach wenigen Tagen ihre Sättigung erreicht, meist bereits nach 5–10 Tagen. Deshalb empfehlen wir für unsere Frischpflanzen-Tinkturen Auszugszeiten von 7 bis maximal 14 Tagen.

Sie können jedoch ein neues Konzentrationsgefälle herstellen, indem Sie ein frisches Extraktionsmittel dazugeben. Das könnte beispielsweise so aussehen, dass Sie die Pflanzenteile nach 5 Tagen auspressen und mit frischem Alkohol erneut 5 Tage extrahieren. Der neue, ungesättigte Alkohol holt noch vorhandene Substanzen aus dem Pflanzenmaterial heraus und extrahiert es nahezu erschöpfend. Anschließend geben Sie beide Ansätze zusammen. Der Fachausdruck für diese Methode ist Remazeration.

5. Zerkleinerungsgrad der Pflanzendrogen

Je stärker die Pflanzen zerkleinert werden, desto besser kann das Lösemittel Alkohol die Wirkstoffe aus den aufgebrochenen Zellen herauslösen. Durch die Vergrößerung der Oberfläche hat die Extraktionsflüssigkeit mehr Angriffsfläche und kann besser in die Zellen eindringen. Insbesondere Hölzer, Rinden und Samen besitzen schwer durchlässige Zellwände, weshalb sie besonders sorgsam zerkleinert werden sollten. Es lohnt sich, hierbei einen Mixer einzusetzen.

Das beste Ergebnis bekommen Sie beim Zerkleinern der Pflanzen im geschlossenen System, da die Wirkstoffe während der Zerkleinerung nicht an der Luft oxidieren können. Dies ist nur möglich, wenn die Pflanzen im Schutz des Alkohols zerkleinert werden, der dann die freigesetzten Wirkstoffe sofort aufnehmen kann. Sie können beispielsweise die grob zerkleinerten Pflanzen in einen Möser geben, gleich mit etwas Alkohol übergießen und vorsichtig zerreiben (siehe Bewegungsmazeration Seite 44). Auch die Turboextraktion (Seite 42ff.) berücksichtigt das geschlossene System. Bei einer so angesetzten Tinktur sieht man keine Blätter oder Blüten im Extraktionsmittel schwimmen, sondern sie vermittelt eher den Eindruck eines homogenen dickflüssigen Pflanzenbreis.

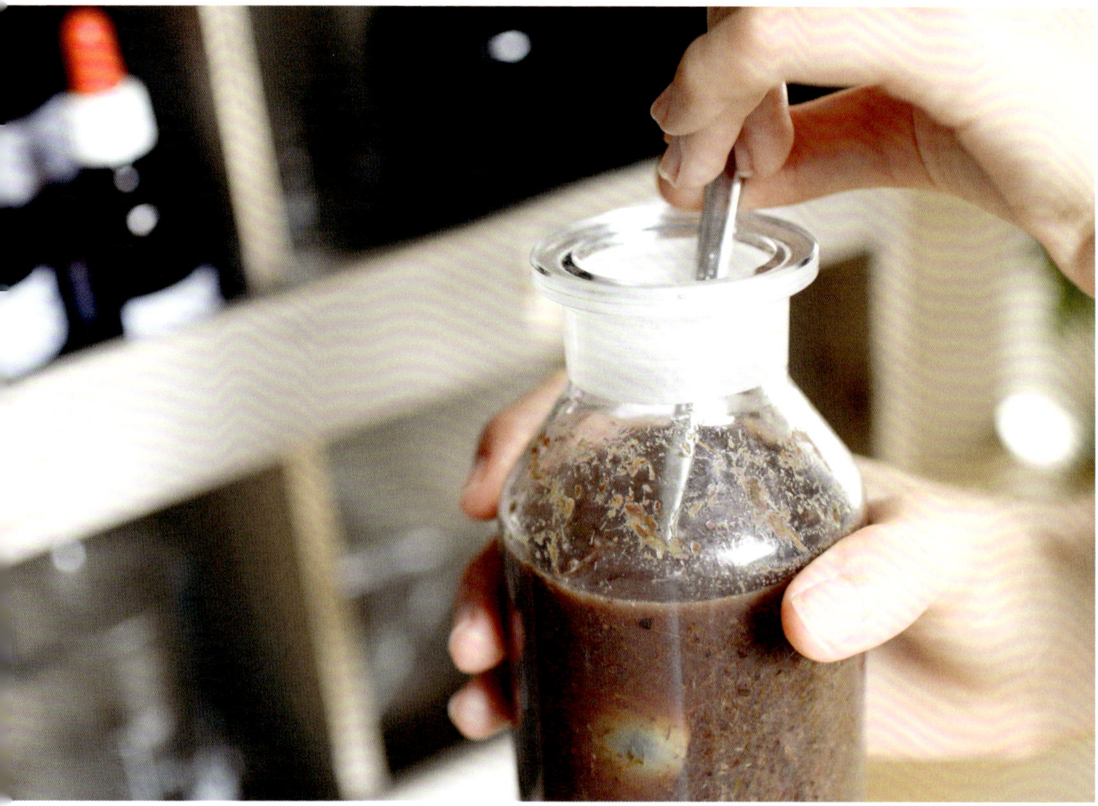

Mehrmals täglich umrühren sorgt für eine optimale Lösung der Inhaltsstoffe.

6. Temperatur

Die Löslichkeit von Stoffen verbessert sich bei erhöhter Auszugstemperatur. Temperaturen zwischen 30–40 °C begünstigen die Extraktion. Noch höhere Temperaturen fördern allerdings enzymatische und oxidative Zersetzungsprozesse. Deshalb werden Tinkturauszüge nicht in die Sonne gestellt. Nicht nur die zu starke Sonnenwärme, sondern auch das UV-Licht würde einen Teil der Inhaltsstoffe zerstören. Am besten findet der Auszug an einem warmen Platz im Schatten statt.

7. Bewegung

Das regelmäßige Bewegen des Ansatzes sorgt dafür, dass sich die Inhaltsstoffe besser aus den Pflanzenteilen lösen. Außerdem wird dadurch der Konzentrationsausgleich wesentlich schneller erreicht, sodass sich die Extraktionsdauer verkürzt. Für den Hausgebrauch bedeutet dies, dass Sie Ihren Auszug mehrmals täglich umrühren sollten. Professionelle Tinkturen-Hersteller sorgen mithilfe einer Schüttelmaschine für kontinuierliche Bewegung. Einige Hersteller bevorzugen dabei langsame rhythmische

Bewegungen, die sich an den Prozessen der Natur orientieren. Da kontinuierliches Bewegen während des Auszugs die Extraktionszeit stark verkürzt, können Sie mithilfe der Bewegungsmazeration schon innerhalb von 30 Minuten gebrauchsfertige Tinkturen herstellen (Seite 44).

8. Optimale Lagerung

Die abgefilterte Tinktur wird in lichtgeschützte Gläser oder Fläschchen (Seite 30) abgefüllt und an einem dunklen, kühlen Ort aufbewahrt. So gelagert sind Tinkturen durchaus 2–3 Jahre haltbar. Ähnlich wie Likör gewinnen Tinkturen sogar an Qualität, wenn sie vor der Verwendung noch einige Wochen gelagert werden. Optimal wäre ein „Reifungsprozess" von 3–6 Monaten; manche Hersteller lassen die Tinktur bis zur Abfüllung sogar 2–3 Jahre reifen. Bewahren Sie Ihre Tinkturen aber immer so auf, dass sie nicht in Kinderhände gelangen können.

Wirkstoffe sind nicht alles

Der Vorgang des Heilens basiert nicht ausschließlich auf stofflicher Ebene. Neben den pharmazeutischen Wirkstoffen existieren noch weitere Kräfte, die die Heilwirkung positiv beeinflussen können. So können beispielsweise der Glaube an die Wirksamkeit eines Medikaments oder die Visualisierung des Heilungsprozesses die Selbstheilungskräfte anregen und das Immunsystem stärken. Rituale und Visualisierungen unterstützen den Heilungsprozess. Voraussetzung ist dabei natürlich, dass diese Handlungen für einen selbst passend und stimmig sind.

Unsere Vorfahren nutzten Beschwörungen, Gesänge und Gebete, um sicherzugehen, dass die Heilkräfte der Pflanzen ihre Wirkung entfalten. Auch astrologische Gesichtspunkte wurden sowohl beim Sammeln als auch beim Verarbeiten der Pflanzen berücksichtigt. Heilmittel wurden auch oftmals direkt am Pflanzenstandort verarbeitet oder eingegraben, um die Schwingungen des Naturgeschehens miteinzubeziehen.

DIE KRAFT DER RITUALE

Nutzen Sie die Kraft der Rituale bei der Tinkturen-Herstellung. Sie können Rituale schon beim Sammeln der Pflanzen integrieren oder Sie bauen diese beim Herstellen der Tinkturen ein. Sie könnten zum Beispiel die meditative Zerreibung der Pflanzen im Alkohol draußen im Garten oder auf der Wiese vornehmen, sozusagen am Naturstandort der Pflanze. Oder Sie visualisieren beim täglichen Rühren der Tinktur den Heilungsprozess und geben kraftvolle positive Gedanken in die Tinktur.

Tinkturen selbst herstellen

Nachfolgend wollen wir die verschiedenen Auszugsverfahren ausführlich vorstellen. Egal, für welches Verfahren Sie sich entscheiden: Sie sind alle so konzipiert, dass Sie am Ende eine hochwertige und wirkstoffreiche Tinktur besitzen.

Das Grundrezept – der Klassiker in 7 Schritten

Wenn Sie die folgenden Punkte durchlesen, werden Sie rasch feststellen, dass es wirklich gar nicht schwer ist, eine hochwertige Tinktur selbst herzustellen. Man kommt fast ausschließlich mit Küchenutensilien aus, und mit viel Aufwand ist es auch nicht verbunden.

Gut Ding will Weile haben – die traditionelle Mazeration

Bei der klassischen Mazeration werden die Heilpflanzen in die Extraktionsflüssigkeit eingelegt und schonend ausgezogen. Mit dem unten stehenden Grundrezept können Sie sämtliche Tinkturen des Rezeptteils herstellen.

1. Die Auslese: Sortieren Sie zunächst alle bräunlichen, welken und optisch nicht mehr einwandfreien Pflanzenteile heraus. Das ist vor allem wichtig, wenn Sie frische, selbst gesammelte Pflanzen verwenden.

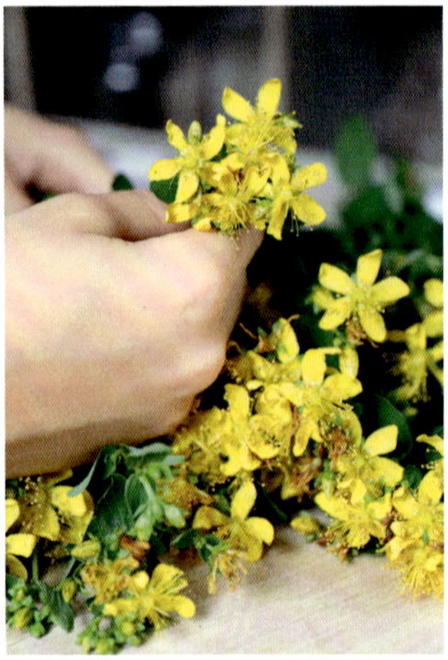

Die Auslese: alle Pflanzenteile werden verlesen.

2. Die Zerkleinerung: Die frischen oder getrockneten Heilpflanzen werden nun zerkleinert, damit die Inhaltsstoffe gut herauslösbar sind. Ideal ist es, wenn Sie den Zerkleinerungsvorgang direkt im Lösungsmittel vornehmen. Dann können keine Wirkstoffe entweichen, da der Alkohol diese sofort umschließt und einfängt. Um dies zu erreichen, können Sie die frischen Heilpflanzen, kurz bevor sie aufs Schneidebrett kommen, in Alkohol tauchen. Die angefeuchteten Pflanzen werden dann ganz klein geschnitten und abgefüllt. Oder noch besser: Sie zerreiben die Pflanzen im Mörser unter Zugabe von einem Teil des Alkohols so lange, bis ein dickflüssiger Pflanzenbrei entstanden ist. Das funktioniert besonders gut in Mörsern mit rauer Innenfläche. Getrocknete Heilpflanzen können Sie ebenfalls im Mörser zusammen mit dem Alkohol zerreiben. Bei sehr harten Drogen (Wurzeln, Rinden, Samen) ist es sinnvoll, diese im Mixer zu zerkleinern. Falls Sie ein anderes Lösungsmittel als Alkohol verwenden (Glycerol, Essig), gehen Sie genauso vor.

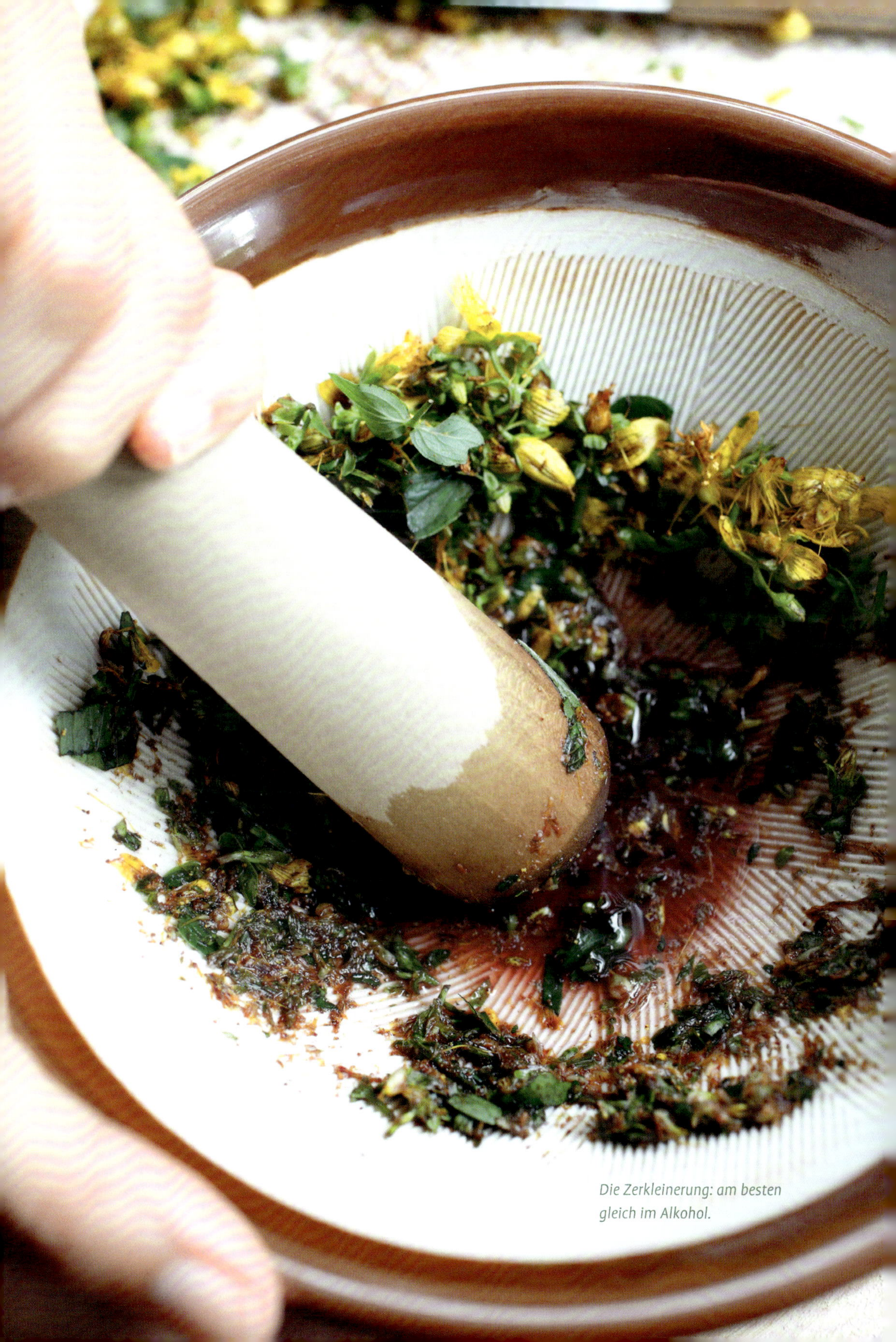

Die Zerkleinerung: am besten gleich im Alkohol.

Rechts: Die Abfüllung: Hilfreich ist ein einfacher Backpinsel.

Unten: Auszug nicht in der prallen Sonne.

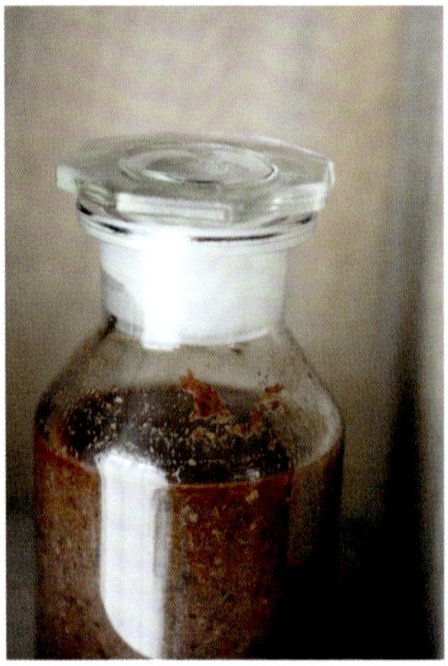

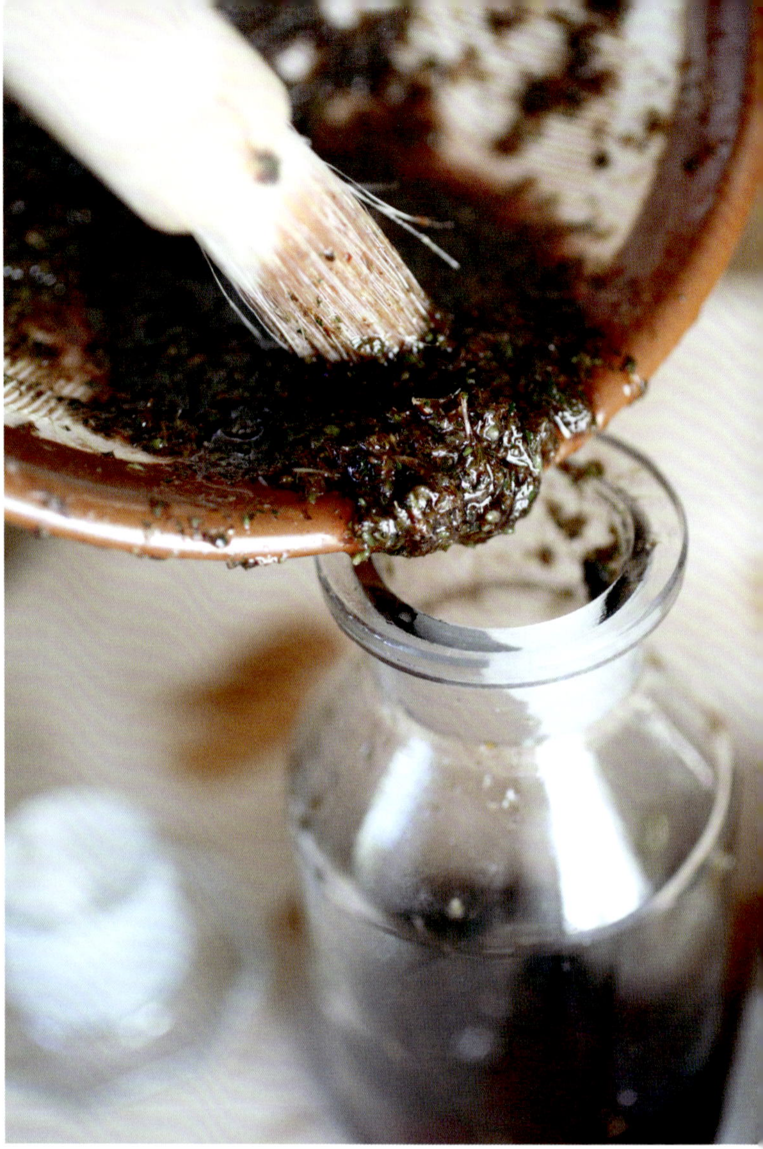

3. Die Abfüllung: Die geschnittenen Pflanzen bzw. der dickflüssige Pflanzenbrei wird in ein Glas gegeben und vollständig mit dem restlichen Alkohol bedeckt. Verschließen Sie das Glas dicht, damit kein Alkohol durch Verdunstung entweichen kann.

4. Dauer und Ort des Auszugs: Das Glas wird nun 7–14 Tage an einen warmen Platz gestellt. Es schadet dem Auszug nicht, wenn er länger steht. Dem direkten Sonnenlicht allerdings dürfen Sie die Tinktur dabei nicht aussetzen.

5. Bewegung: Da regelmäßige Bewegung die Ausbeute verbessert, sollten Sie den Ansatz jeden Tag mehrmals rühren. Bei Gefäßen mit chemikalienbeständigen Dichtungen können Sie auch schütteln.

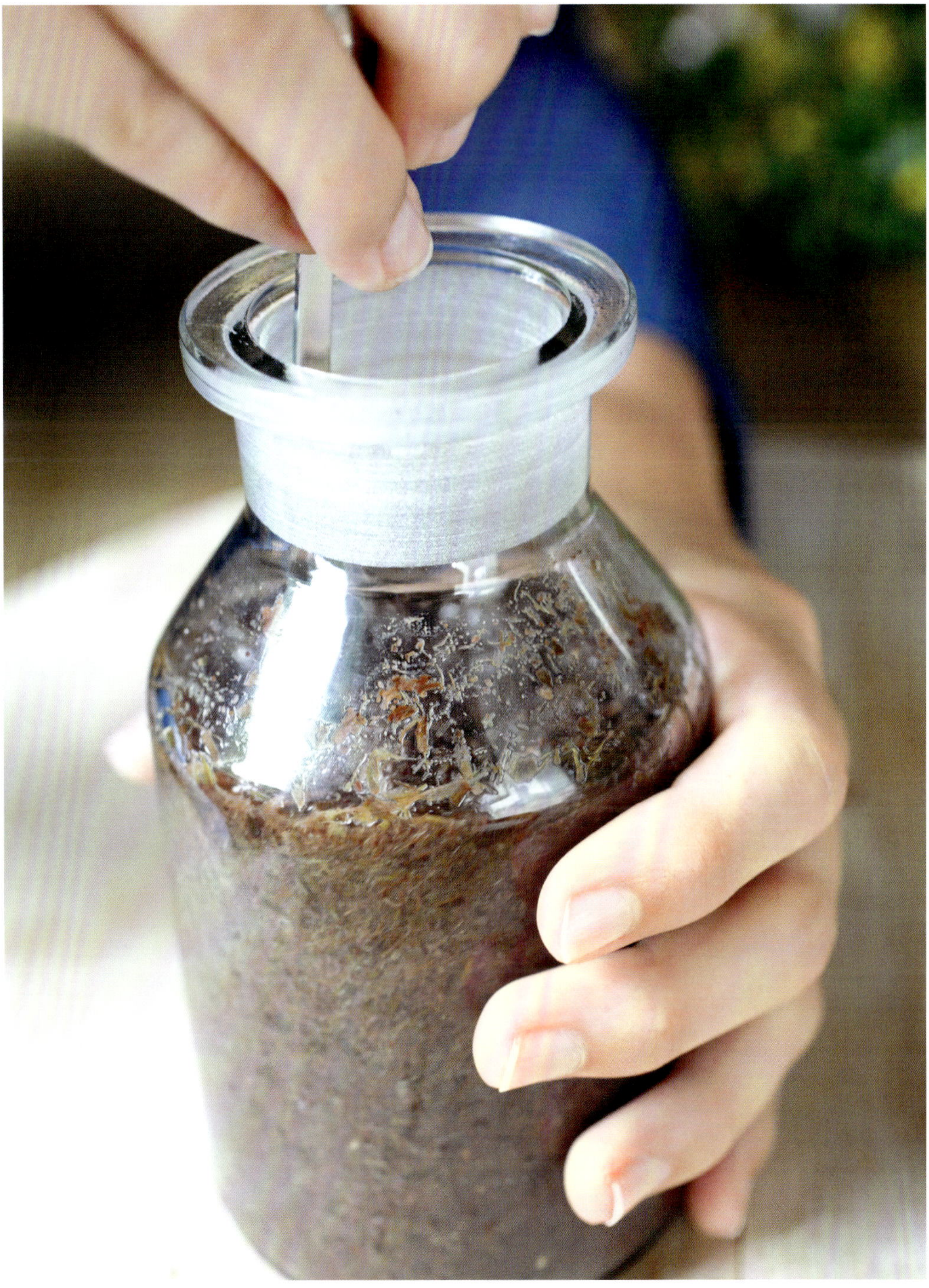

Bewegung: immer wieder rühren.

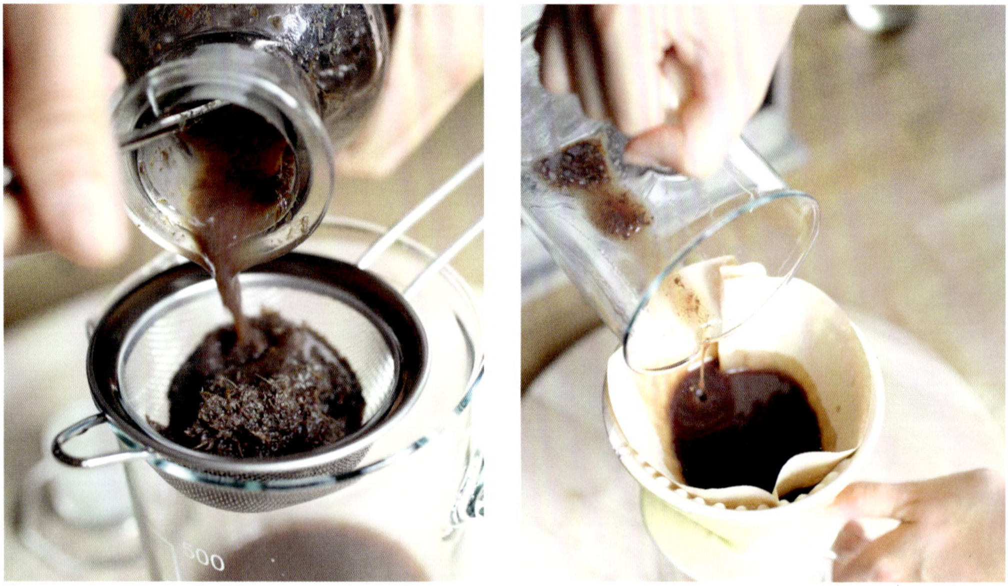

Filtration: erst durch ein feines Sieb, dann durch einen Papierfilter.

6. Filtration: Die fertige Tinktur wird zunächst durch ein Feinsieb oder eine Mullkompresse (Gaze) abgefiltert, der Rückstand gut ausgepresst. Danach lassen Sie das Ganze nochmals durch einen Kaffee- oder Teefilter laufen, um sämtliche Schwebstoffe zu entfernen. Je nachdem, wie viele Schwebstoffe in der Tinktur sind, kann sich der Filter dabei zusetzen. In diesem Fall tauschen Sie einfach den Filter gegen einen neuen aus. Es kann durchaus nötig sein, den Filter mehrfach zu wechseln. Bei Tinkturen mit Schleimstoffpflanzen (z.B. Malve) genügt das Abfiltern durch ein Sieb, denn die Schleimstoffe werden durch zu feine Filtersysteme zurückgehalten.

Tipp Falls trotz gutem Filtern noch Schwebstoffe in der Tinktur zurückbleiben, beeinträchtigen diese die Qualität und Haltbarkeit nicht.

7. Abfüllung und Beschriftung: Füllen Sie die fertige Tinktur in dunkle Braunglas- oder Violettglasfläschchen. Zu guter Letzt beschriften Sie Ihre selbst hergestellte Tinktur. Sinnvoll ist dabei die Angabe der Pflanze(n) und des Herstellungsdatums.

Abfüllung: fertig ist die Tinktur – sie kann nun in Tropffläschchen abgefüllt werden.

Ganz wichtig: Beschriften Sie die Fläschchen.

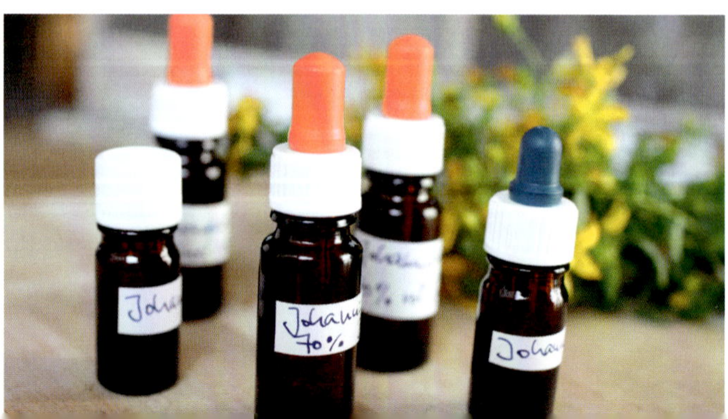

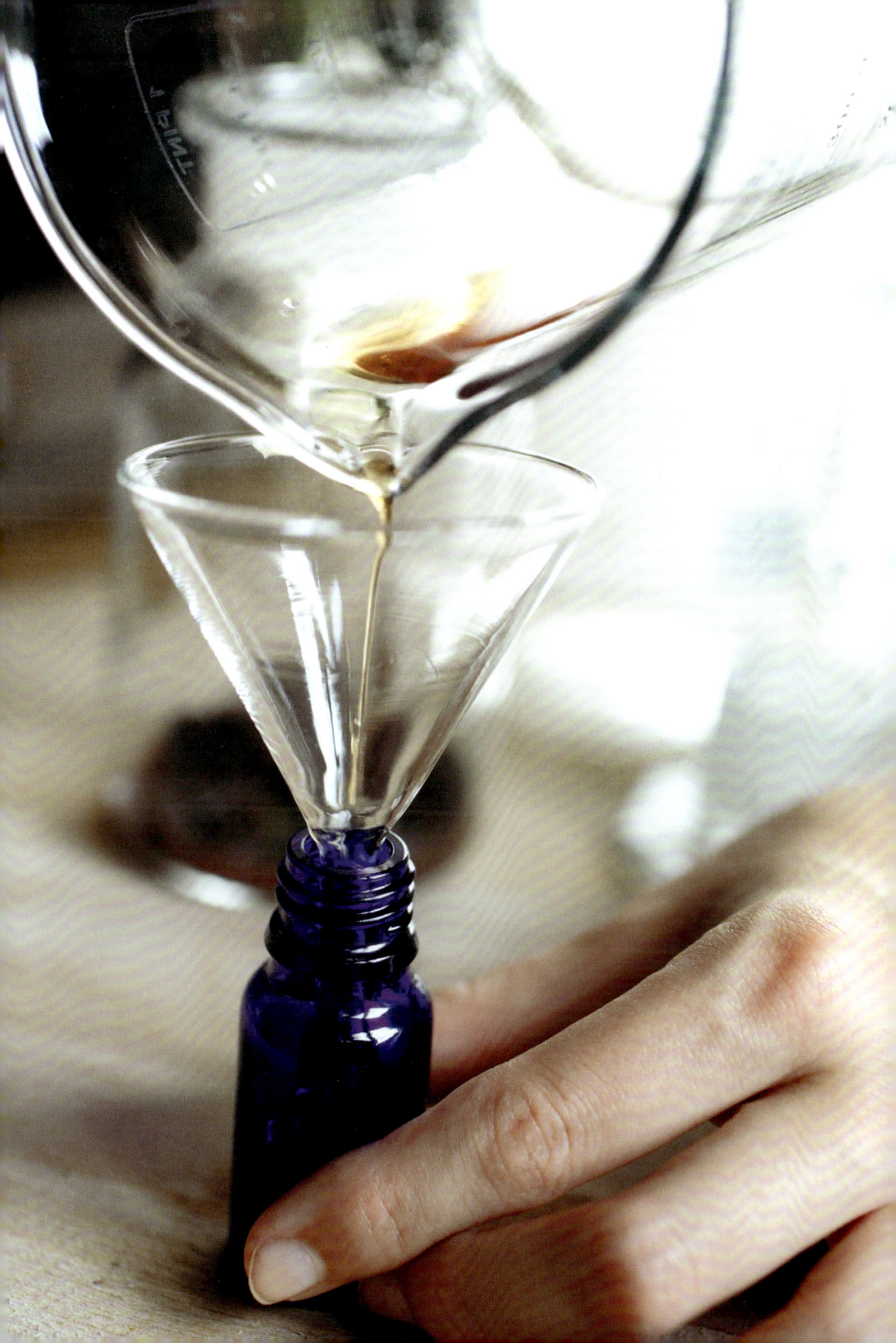

Wenn's mal schnell gehen muss: Schnelle Auszugsverfahren

Wir bevorzugen in der Regel die Grundrezeptur. Manchmal werden Heilmittel jedoch sehr rasch benötigt. In diesem Fall gibt es verschiedene Verfahren, um die langen Auszugszeiten zu umgehen.
Mithilfe ...

- der Frischsaftmethode,
- der Turboextraktion oder
- der Bewegungsmazeration

haben Sie für Notfälle schon nach 30–60 Minuten eine wirksame Tinktur zur Verfügung.

Die schnellen Auszugsverfahren sind zwar nicht so „harmonisch“ wie die über einen längeren Zeitraum ausgezogenen Mazerations-Tinkturen (siehe Grundrezept ab Seite 36), sie überzeugen aber trotzdem durch einen intensiven, pflanzentypischen Geschmack, der auf einen hohen Wirkstoffgehalt schließen lässt.

Tinktur aus Frischpflanzensaft

Wenn Sie eine Saftpresse haben, können Sie damit rasch eine wirksame Tinktur aus Frischpflanzensaft herstellen. Nach dem Entsaften mischen Sie 1 Teil Heilpflanzensaft mit 1 Teil Alkohol 70–80 %vol. Diese Mischung lassen Sie noch 30 Minuten stehen, anschließend können Sie sie gleich verwenden. Besser wird das Ergebnis, wenn die Mischung noch 1–2 Tage durchziehen kann, bevor sie gefiltert und abgefüllt wird. Dieses Verfahren ist ähnlich wie die klassische Urtinktur-Herstellung nach der Herstellungsvorschrift 1a (Seite 12). Ideal wäre ein Entsafter, der mithilfe langsam drehender Presswalzen die Kräuter schonend auspresst.

Ein Nachteil der Frischsaftmethode gegenüber der Mazeration liegt darin, dass die im Pressrückstand verbleibenden Wirkstoffe nicht ausgezogen werden können. Deshalb beträgt die Dosierung hier 3-mal täglich 1 TL.

Turboextraktion

Dieses Verfahren ist sehr effektiv und zeitsparend. Sie benötigen dazu einen Stab-, Küchen- oder Hochleistungsmixer. Die hochtourigen Schlagmesser beschleunigen die Lösungs- und Diffusionsvorgänge extrem. Mixen Sie die Pflanzen zusammen mit dem Extraktionsmittel mindestens 3 Minuten lang. Falls Sie einen Stabmixer verwenden, empfiehlt sich ein schmaler Mixbehälter, der dem Durchmesser des Mixers angepasst ist, um das Herausspritzen zu verhindern. Damit sich der Extrakt durch die hohe Drehzahl nicht zu stark erwärmt, können Sie

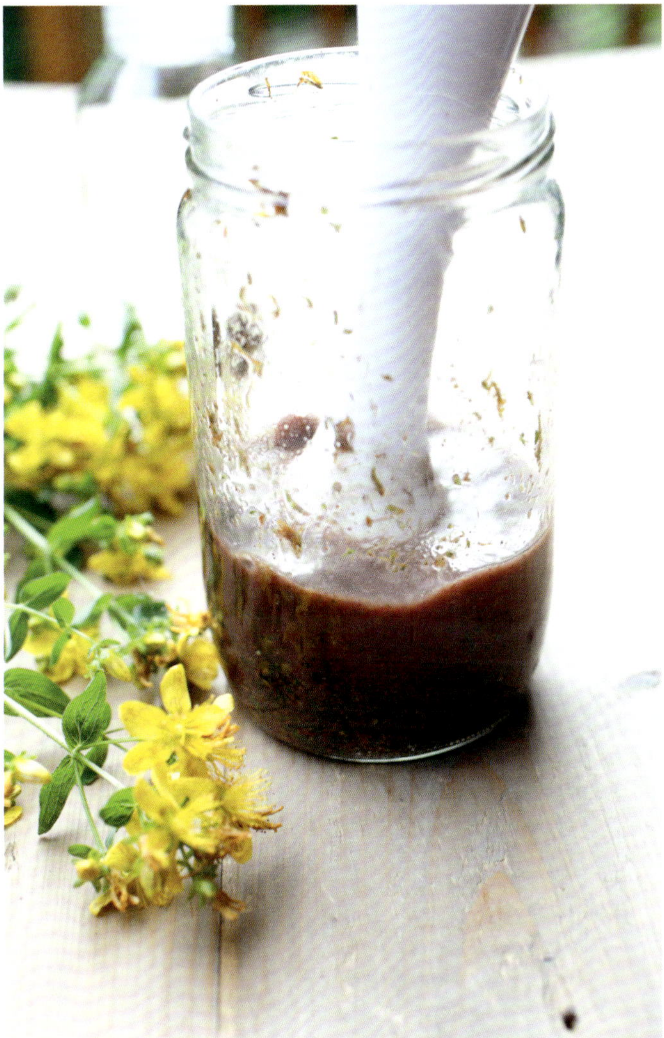

Mit dem Mixer geht es blitzschnell. Vor allem harte und zähe Pflanzenteile können mit damit gut zerkleinert werden.

zwischendurch eine kurze Pause einlegen. Bevor Sie die Tinktur abfiltern und verwenden, bleibt sie nun noch 30 Minuten stehen. Dann ist die Extraktion abgeschlossen.

Der frisch hergestellte Turboextrakt ist zunächst durch Schwebstoffe und feinste Pflanzenpartikel sehr trübe. Aufgrund der starken Verwirbelung schäumen manche Extrakte etwas, bedingt durch die enthaltenen Saponine. Die Turboextrakte müssen nun gut gefiltert werden, zunächst durch ein Feinsieb und anschließend durch einen Kaffeefilter. Wegen der feinen Schwebstoffe setzt sich der Filter schnell zu und Sie müssen ihn eventuell mehrfach wechseln.

Bei der Turboextraktion kann aufgrund der starken Zerkleinerung ein höherer Kräuteranteil eingesetzt werden. Nutzen Sie in diesem Fall etwa das Verhältnis 1:1,5 (z.B. 100 g frische Pflanzen auf 150 ml Ethanol 70 %vol.).

Bei dieser Methode wird allerdings mit extremen Drehzahlen gearbeitet, die natürlichen Bewegungsprinzipien entgegenstehen. Falls Ihnen diese hochtourige Herstellungsweise nicht entspricht, haben Sie immer noch die Möglichkeit, als Schnellverfahren die unten beschriebene Bewegungsmazeration anzuwenden. Trotzdem bringt die Turboextraktion sehr gute Ergebnisse, vor allem wenn man den Extrakt nicht gleich abfiltert, sondern im Sinne der klassischen Mazeration noch 1–2 Tage stehen lässt.

MÖGLICHE KRITIKPUNKTE
Nicht nur die hohe Mixerfrequenz, sondern auch die Nutzung von Strom (Elektro-Smog) oder der intensive Kontakt mit Metall werden von manchen als Nachteil dieser Methode angeführt.

Bewegungsmazeration im Mörser

Diese Methode ist etwas arbeitsaufwendiger als die maschinenunterstützte Turboextraktion, denn die Herstellungsweise ist reine Handarbeit und entspricht deshalb natürlichen Bewegungsrhythmen.

Die grob zerkleinerten Pflanzen werden in einen Mörser mit rauer Innenfläche gegeben (z.B. Suribachi) und gleich mit etwas Alkohol übergossen. Auch bei dieser Methode nutzen wir den Vorteil des geschlossenen Systems, denn der Alkohol umschließt sofort die geöffneten Pflanzenzellen. Im Unterschied zum Grundrezept (Seite 36ff.) werden die Pflanzenteile nun 20 Minuten lang zerstoßen und zerrieben. Nach und nach kann der restliche Alkohol zugegeben werden. Je nach zu verarbeitender Menge muss in mehreren Durchgängen gemörsert werden. Am besten, Sie setzen sich für diese meditative Arbeit entspannt an einen schönen Platz. Während dem 20-minütigen Reiben sind schon sehr viele Wirkstoffe in das Lösemittel übergegangen. Nun bleibt der breiige Ansatz noch weitere 30 Minuten stehen und wird anschließend mit Feinsieb und Kaffeefilter abgefiltert. Die Tinktur ist somit gebrauchsfertig.

Selbstverständlich können Sie mit dem Ansatz auch weiterverfahren wie im Grundrezept ab Schritt 4 beschrieben: Sie lassen den „Pflanzenbrei“ vor dem Abfiltern noch einige Tage in einem dicht schließenden Gefäß ausziehen, was das Ergebnis nochmals verbessert.

Dosierung von Tinkturen

Dosieren Sie die Tinkturen wie in den Rezepten angegeben. Manchmal können dort die Dosierungsvorschriften etwas höher ausfallen als im Nachfolgenden beschrieben. Das liegt daran, dass vereinzelte Pflanzen, wie beispielsweise Baldrian, höher dosiert werden müssen, um eine zuverlässige Wirkung zu erzielen.

WARUM UNTERSCHIEDLICHE DOSIERUNGEN?

Warum unsere Frischpflanzen-Tinkturen niedriger dosiert sind als die Tinkturen aus getrockneten Pflanzen, hat mehrere Gründe:

- Die Pflanzeninhaltsstoffe sind noch im vollen Umfang vorhanden.
- Die Pflanzeninhaltsstoffe lösen sich durch die noch weichen Zellwände wesentlich besser.
- Die gute Qualität zeigt sich in Geruch, Geschmack und Farbe.

Unsere jahrelange Erfahrung hat gezeigt, dass deshalb bei Frischpflanzen-Tinkturen eine Dosierung von „nur" 3-mal 10–15 Tropfen optimal ist.

Dosierungen für Erwachsene

Die in den Rezepturen dieses Buchs angegebenen Dosierungen sind stets Erwachsenen-Dosierungen. Davon abweichende Dosierungen werden im Einzelfall aufgeführt. Die Dosierungen gelten immer für Tinkturen auf Ethanol-Basis. Falls Sie Essig oder Glycerol als Auszugsmedium benutzt haben, beachten Sie die Dosierungshinweise auf Seite 49.

Bei der innerlichen Einnahme

- von Frischpflanzen-Tinkturen werden
3-mal täglich 10–15 Tropfen eingenommen.
- von Tinkturen aus getrockneten Pflanzen werden
3-mal täglich 20–30 Tropfen eingenommen.

Für die äußerliche Anwendung in Form von Umschlägen und Kompressen

- verdünnen Sie 2 TL Tinktur mit 250 ml abgekochtem Wasser.

Dosierungen für Kinder

Bei Babys unter 8 Monaten (besser: unter 1 Jahr) sollten Sie keine Tinkturen anwenden.

Bei der Behandlung von Kindern unter 12 Jahren ist zu beachten, dass die Dosierungen entsprechend angepasst werden müssen.

Für die innerliche Einnahme gilt als Faustregel:

- 2-mal täglich 1 Tropfen pro Lebensalter bei Frischpflanzen-Tinkturen;
- 2-mal täglich 2 Tropfen pro Lebensalter bei Tinkturen aus getrockneten Pflanzen.

Einnahme und Verstärkung

Sie können die Tinktur direkt in den Mund geben oder sie zusammen mit Wasser, Saft oder Tee einnehmen.

Mit Tinkturen können Sie ideal die Heilwirkung Ihrer Heiltees verstärken, weil sie auch jene Inhaltsstoffe enthalten, die

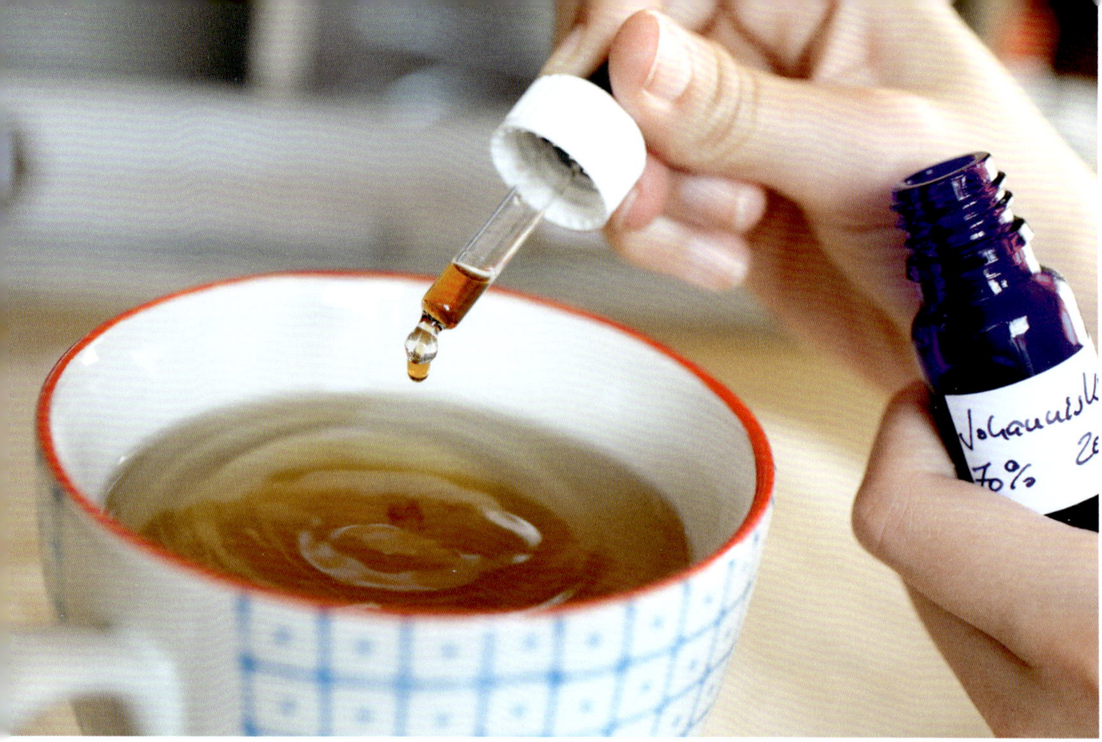

Eine ideale Kombination: die Tinktur und der passende Tee.

im Wasser schlecht löslich sind, wie etwa ätherische Öle. Also können Sie zum Beispiel einem Kamillentee noch 5 Tropfen Kamillentinktur zufügen. Dieses Verfahren nutzen wir bei der Kamillenrollkur (Seite 62).

Sie können aber auch die Wirksamkeit von Tinkturen verstärken, indem Sie beispielsweise einer Johanniskrauttinktur noch einige Tropfen ätherisches Lavendelöl zugeben. Beide Pflanzen ergänzen sich sowohl in der Wirkung auf das Nervensystem als auch in ihrer wundheilungsfördernden Eigenschaft. Ätherische Öle sind konzentrierte Pflanzenkraft. In wenigen Tropfen sind die flüchtigen Bestandteile von bis zu 1 kg Frischpflanzen enthalten. Deshalb nehmen Sie auf 100 ml Tinktur höchstens 10 Tropfen ätherisches Öl, was in etwa einem Mischverhältnis von 0,5 % entspricht. Dieses Verfahren nutzen wir beispielsweise bei unseren Gurgel-Tropfen (Seite 57).

Tipp Belassen Sie die Tinktur einige Minuten im Mund. Die Wirkstoffe können bereits über die Schleimhäute aufgenommen werden. Eine tolle Möglichkeit ist das Einsprühen der Tinktur mit einem Pumpzerstäuber. Durch die feine Verstäubung wird die Tinktur noch besser und rascher von den Schleimhäuten aufgenommen.

Auf einen Blick

	Tinkturen aus frischen Pflanzen	**Tinkturen aus getrockneten Pflanzen**
Verhältnis (Pflanze:Alkohol)	100 g Pflanzen auf 200–250 ml Alkohol (etwa 1:2 bis 1:2,5)	100 g Pflanzen auf 400–500 ml Alkohol (etwa 1:4 bis 1:5)
Alkoholgehalt	50–70 %vol.	30–50 %vol.
Einzeldosis	10–15 Tropfen	20–30 Tropfen

Auszüge ohne Alkohol

Es gibt medizinische, geschmackliche oder auch weltanschauliche Gründe, weshalb man Tinkturen aus Alkohol nicht einnehmen kann, will oder darf. In diesem Fall stehen uns Alternativen wie Essig-Tinkturen und Glycerol-Tinkturen zur Verfügung.

ESSIG-TINKTUREN

Essig wird hin und wieder als Alternative zum Alkohol genutzt. Nehmen Sie möglichst keine minderwertigen Säureessige oder Branntweinessige, sondern natürliche Gärungsessige wie Apfelessig oder Weinessig. Weinessig zeichnet sich dadurch aus, dass er höhere Säurewerte (6–8 %) hat, was die Haltbarkeit der Tinktur verbessert. Dennoch sind Essig-Tinkturen im Vergleich zu Alkohol-Tinkturen weniger lang haltbar. Vor allem saftreiche, frische Pflanzen können den Essig „verwässern“. Unsere Empfehlung: Lagern Sie Essig-Tinkturen deshalb nicht länger als 6 Monate.

Essig-Tinkturen sollten Sie möglichst aus frischen Pflanzen herstellen, um ein verhältnismäßig gutes Ergebnis zu erzielen. Denn Essig ist aufgrund seines hohen Säuregehalts nur ein mäßig gutes Lösemittel. Die meisten Pflanzeninhaltsstoffe werden mit Essig schlechter extrahiert als mit Alkohol. Die Dosierung von Essig-Tinkturen sollten Sie deshalb recht hoch wählen. *Unsere Empfehlung:* 3-mal täglich 30–40 Tropfen.

Und so geht's:

Sie benötigen etwa 15–20 g frische Kräuter auf 100 ml Essig. Der Essig wird über die zerkleinerten Heilpflanzen gegossen und bis zum Absieben 2 Wochen stehen gelassen. Dabei mehrmals täglich umrühren. Achten Sie bei der Verwendung frischer Heilpflanzen darauf, dass keine Pflanzenteile aus dem Essig herausragen. Noch besser wird das Ergebnis, wenn Sie die Pflanzen, wie im Grundrezept (ab Seite 36) beschrieben, im Mörser zerreiben.

Essig ist bekanntermaßen ziemlich sauer, was von Kindern oft nicht toleriert wird. Den sauren Geschmack können Sie durch die Zugabe von Honig verbessern. Beim Thema Süßen ist jedoch zu bedenken, dass die Wirkung mancher Inhaltsstoffe (z.B. Bitterstoffe) dadurch eingeschränkt wird und Kindern unter einem Jahr kein Honig verabreicht werden darf (Säuglingsbotulismus!).

SCHLIEREN IM ESSIG

Bei frischen Kräutern kann es durch die Pflanzenschleime im Essigauszug zu Schlierenbildung kommen, was fälschlicherweise oft als Schimmel interpretiert wird. Die Qualität des Essigs wird dadurch nicht beeinträchtigt. Ein ähnliches Phänomen kann bei unerhitztem Essig auftauchen, nämlich eine schlierenförmige Ansammlung von Essigsäurebakterien, auch Essigmutter genannt. Auch dies ist keine Qualitätseinschränkung, sondern ein Zeichen seiner Naturbelassenheit.

OXYMEL

Eine derzeit beliebte Variation der Essigtinktur ist der Oxymel (Sauerhonig). Hier werden die Kräuter 3 Wochen lang in einer Honig-Apfelessig-Mischung ausgezogen. Man nimmt dazu beispielsweise 50 g frische Kräuter, 200 g Bienenhonig und 100 ml Apfelessig. Hierbei kommen auch die gesundheitlichen Wirkungen von Honig und Apfelessig zur Geltung.

GLYCEROL-TINKTUREN

Neben Ethanol spielen auch andere Alkohole pharmazeutisch eine Rolle. Einer davon ist Glycerol (in der Fachsprache: Propantriol), besser bekannt unter seinem Trivialnamen Glycerin. Im Gegensatz zu Ethanol ist Glycerin ein dreiwertiger Zuckeralkohol, der nicht berauschend wirkt. Das farb- und geruchlose Glycerin wird auch sehr häufig als Lebensmittelzusatzstoff verwendet, entweder zum Süßen oder auch, um Lebensmittel vor dem Austrocknen zu bewahren (Feuchthaltemittel). Am geeignetsten ist pflanzliches Glycerin, welches vor allem aus den Ölen und Fetten von Kokosnüssen, Rapssamen oder Sojabohnen hergestellt wird. Je nachdem, welchen Wasseranteil es enthält, wird es beispielsweise unter der Bezeichnung Glycerin 86,5 % oder 99,5 % angeboten und ist in Ihrer Apotheke oder im Reformhaus, aber auch bei vielen Online-Shops erhältlich (Bezugsquellen siehe Seite 155). Übrigens: Preisvergleiche lohnen sich, denn Glycerin wird zwischen 10 € und 30 € je Liter gehandelt.

GESCHMACKSSACHE
Das gut verträgliche Glycerin ist eine Alternative für Menschen, die keinen Alkohol mögen oder vertragen.
Es ist auch für Kinder gut geeignet, denn Glycerinauszüge schmecken süßlich und werden deshalb gerne eingenommen.

Der Einsatz von Glycerin bei Tinkturen ist bei uns eher unbekannt, aber in England weit verbreitet. Zwar löst Glycerin die Wirkstoffe besser als Essig, aber das Extraktionsergebnis ist schlechter als bei Ethanol. Lediglich ätherische Öle und Gerbstoffe sind darin wirklich gut löslich. Glycerin-Auszüge müssen dementsprechend höher dosiert werden als Ethanol-Auszüge. *Unsere Empfehlung:* 3-mal täglich 15–20 Tropfen (mit frischen Pflanzen ausgezogen) bzw. 3-mal täglich 30–40 Tropfen (mit getrockneten Pflanzen ausgezogen).

Und so geht's:

Das Ansatzverhältnis entspricht dem des Ethanols (Seite 32): Bei Frischpflanzen nehmen Sie 1 Teil Pflanzen auf 2,5 Teile Glycerin-Wassermischung, bei getrockneten Pflanzen ist das Verhältnis 1:5. Das dickflüssige Glycerin wird für die Tinktur mit etwas Wasser verdünnt, um auch die wasserlöslichen Inhaltsstoffe in Lösung zu bringen. Werden getrocknete Pflanzen ausgezogen, dann nehmen Sie auf 1 Teil Wasser 2 Teile Glycerin 99,5 % (z.B. 100 ml Wasser und 200 ml Glycerin 99,5 %). Bei Frischpflanzen nimmt man wegen des vorhandenen Wassergehalts im Pflanzensaft auf 1 Teil Wasser 3 Teile Glycerin 99,5 % (z.B. 100 ml Wasser und 300 ml Glycerin 99,5 %).

Um die Löslichkeit der Inhaltsstoffe zu verbessern, hat es sich bewährt, die zerkleinerten Pflanzen zunächst mit dem erhitzten Wasseranteil (etwa 70 °C) zu übergießen. Nach 10 Minuten Ziehdauer wird das Glycerin zugegeben und untergerührt. Sie sollten unbedingt darauf achten, dass alle Pflanzen gut bedeckt sind. Der Auszug wird nun 2 Wochen an einem warmen Platz stehen gelassen, wobei täglich gerührt wird. Dann kann abgesiebt werden. Sie können die Heilpflanzen auch, wie im Grundrezept (ab Seite 36) beschrieben, in der Glycerin-Wassermischung zu einem Pflanzenbrei zerreiben.
Unsere Empfehlung: Glycerin-Tinkturen sind nicht so lange haltbar wie Ethanol-Tinkturen. Am besten, Sie verbrauchen sie innerhalb von 6–8 Monaten. Die Lagerung im Kühlschrank verlängert die Haltbarkeit, sodass Sie die gekühlte Tinktur 1 Jahr lang verwenden können.

Dosierungen auf einen Blick

Lösemittel	**Tinkturen aus frischen Pflanzen**	**Tinkturen aus getrockneten Pflanzen**
	3-mal täglich:	3-mal täglich:
Ethanol (Alkohol)	10–15 Tropfen	20–30 Tropfen
Glycerol (Glycerin)	15–20 Tropfen	30–40 Tropfen
Essig	30–40 Tropfen	–

Tipp Vor allem Gerbstoffe (Tannine, Catechine) werden mit Glycerol sehr gut gelöst. Deshalb lohnt sich der Einsatz insbesondere bei Pflanzen, deren Wirksamkeit auf den Gerbstoffen basiert. Dazu gehören beispielsweise Blutwurz, Nelkenwurz und Heidelbeere. Gerbstoffe wirken zusammenziehend und verdichten dadurch die Oberfläche der Schleimhäute. Sie haben deshalb eine durchfall- und keimhemmende sowie schleimhautschützende Wirkung.

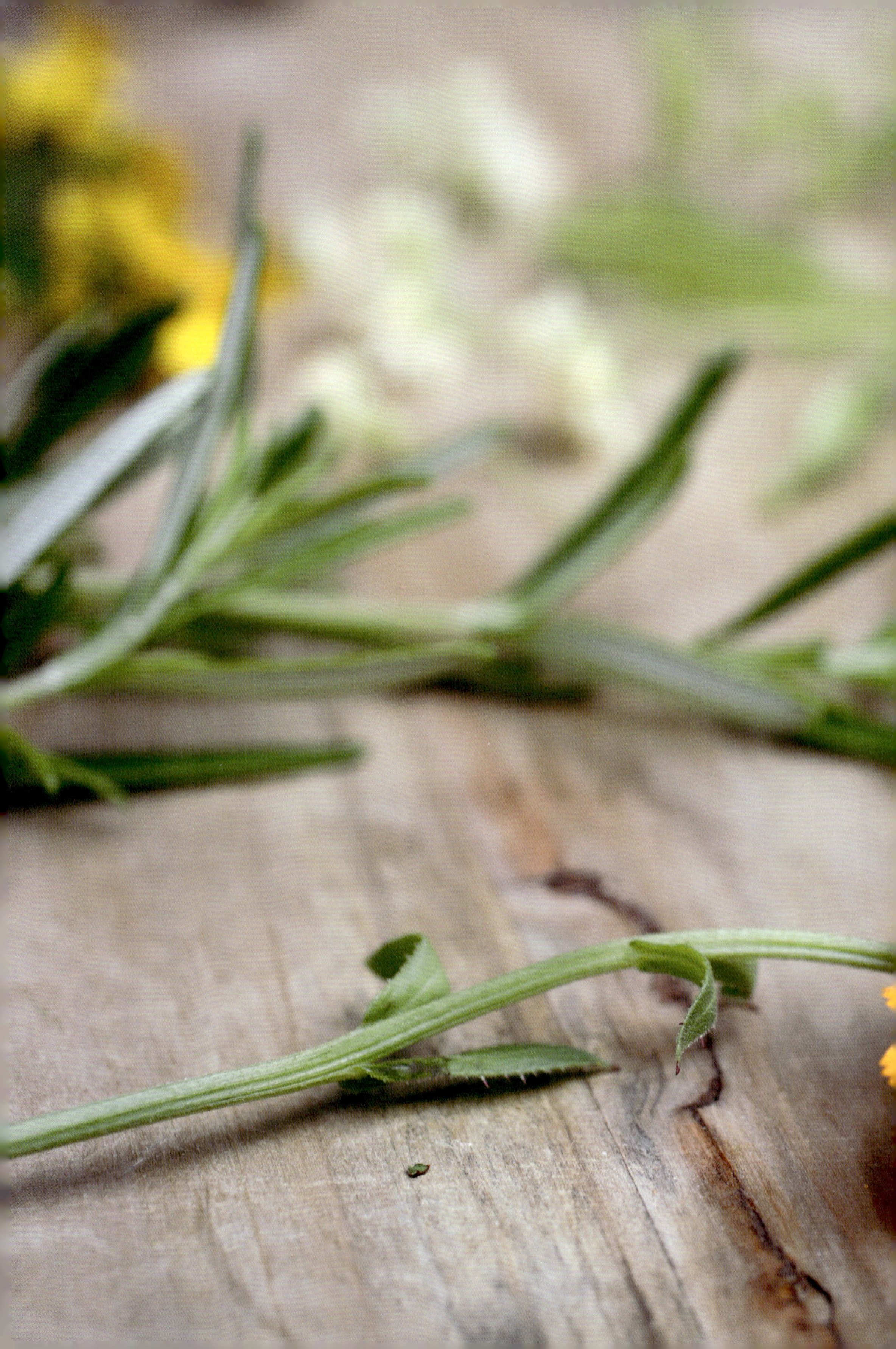

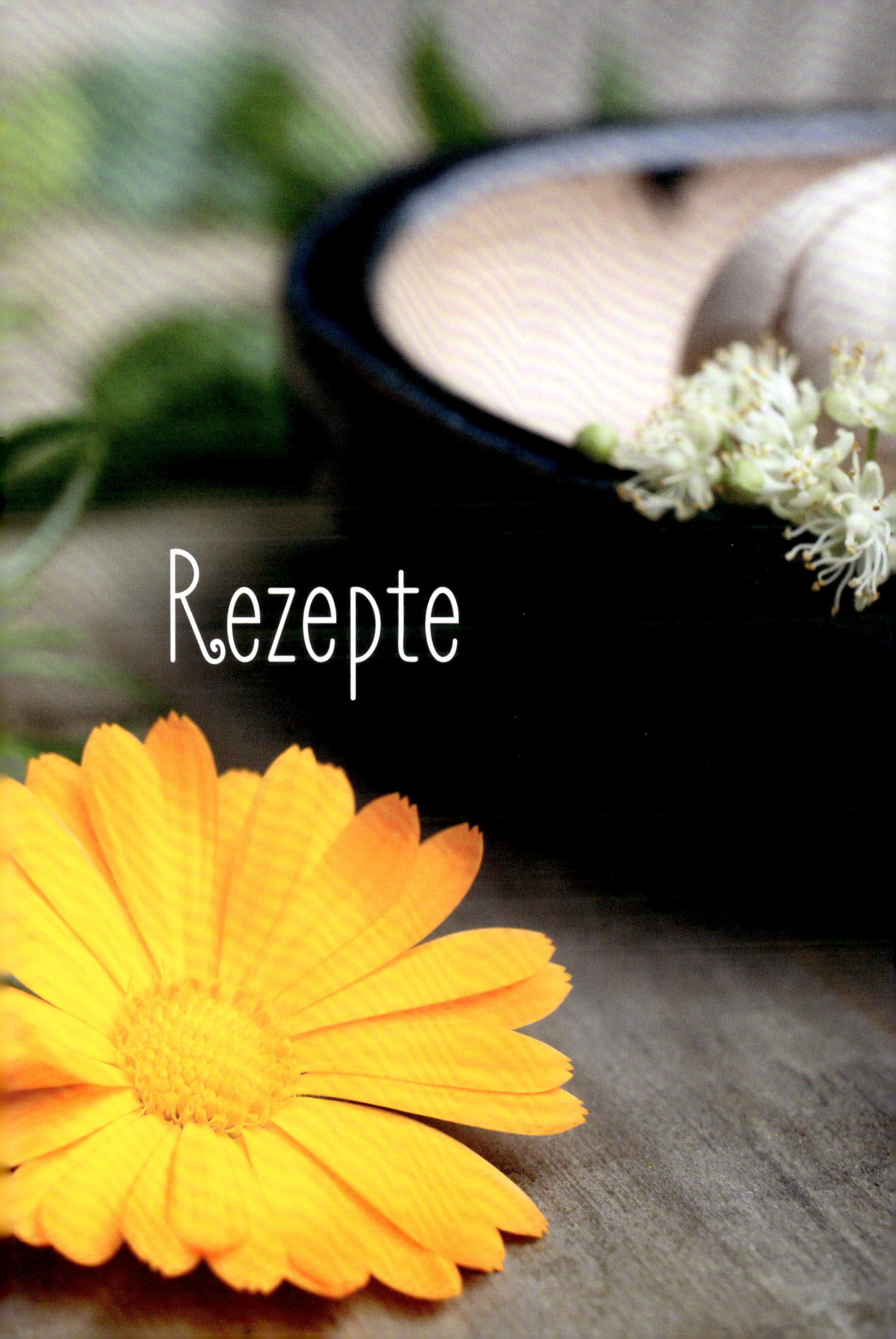

Rezepte

Wichtige Hinweise zur Handhabung der Rezepturen

Wir haben die folgenden über 70 Tinkturen-Rezepte immer in einer bestimmten Art und Weise aufgebaut. Damit dieser Aufbau für Sie sofort verständlich ist, möchten wir sie im Folgenden kurz erläutern. Darüber hinaus möchten wir Ihnen Tipps geben, wie Sie in optimaler Weise mit frischen und getrockneten Pflanzen verfahren können.

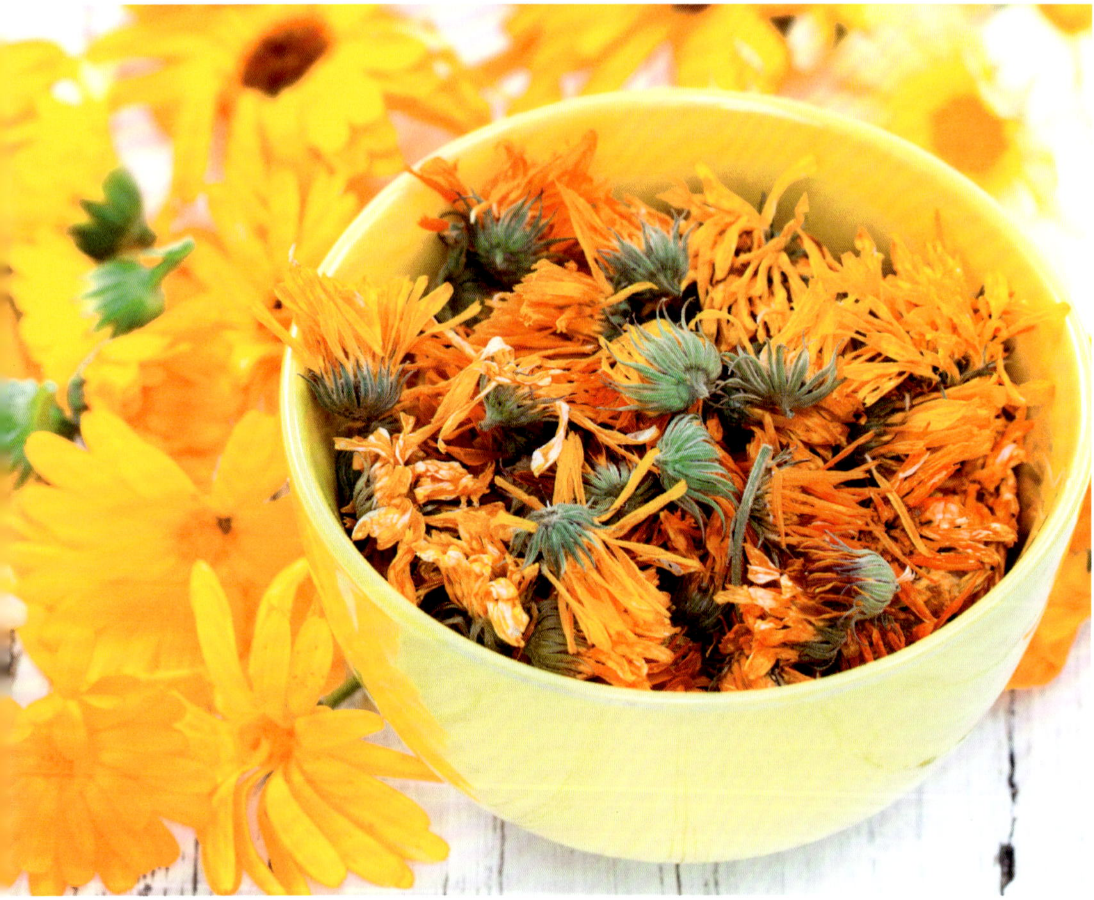

Ringelblume: Frisch oder getrocknet?

Frische und getrocknete Pflanzen

Die Rezepturen im Buch sind so aufgebaut, dass Sie je nach Gegebenheiten die Möglichkeit haben, sowohl getrocknete als auch frische Pflanzen einzusetzen. Die Gewichtsangaben sind farblich unterschieden:

- Falls Sie überwiegend getrocknete Pflanzen nehmen, dann gilt die „schwarze" Gewichtsangabe mit dem schwarzen Blattsymbol.
- Falls Sie überwiegend frisches Pflanzenmaterial verwenden, dann orientieren Sie sich an der **„grünen"** Zahl mit dem grünen Blattsymbol.
- Sie haben immer auch die Möglichkeit, einen Teil der Zutaten frisch und einen Teil getrocknet einzusetzen.

Sollte im Rezept nur eine **„grüne"** Zahl angegeben sein, handelt es sich um Pflanzen, die beim Trocknen wichtige Inhaltsstoffe verlieren (etwa Kapuzinerkresse oder Sonnenhut) und darum immer frisch verwendet werden müssen. Es kommt aber auch vor, dass nur „schwarze" Gewichtsangaben auftauchen. Dies betrifft Pflanzen, die sehr schwierig frisch zu erhalten sind, da sie zum Beispiel unter Naturschutz stehen (Arnika, Enzian) oder aus fernen Ländern zu uns kommen (Ginseng, Taigawurz, Zimt). Selbstverständlich können Sie diese Pflanzen auch frisch verwenden, wenn Sie diese im Garten oder im Gewächshaus angebaut haben.

Bei Früchten wie Mariendistel, Kümmel oder Fenchel ist es sinnvoll, nur getrocknete Ware zu nehmen, damit sie auch wirklich ausgereift und somit wirkstoffreich ist.

Welcher Teil der Pflanze?

Direkt hinter der aufgelisteten Pflanze wird immer der benötigte Pflanzenteil angegeben, also zum Beispiel Blatt, Blüte, Frucht, Wurzel oder Kraut. Die Angabe Kraut bedeutet, dass die Pflanze während der Blüte geerntet wird und sowohl Blätter als auch Stängel und Blüten verwendet werden.

Einzeltinkturen: Alkoholkonzentration

Bei den Einzeltinkturen, die zu Beginn jedes Indikationskapitels empfohlen werden, geben wir immer die optimale Alkoholkonzentration in %vol. an.

- Nehmen Sie die **„grüne"** Zahl, falls Sie frische Pflanzen einsetzen.
- Nehmen Sie die „schwarze" Zahl falls Sie getrocknete Pflanzen verwenden.

Die meisten Rezepte sind auf der Basis von Ethanol-Auszügen

aufgeschrieben, da diese – nach unserer Beobachtung – mit Abstand das beste Extraktionsergebnis bringen. Wo es uns sinnvoll erscheint, empfehlen wir auch die alkoholfreien Alternativen Glycerin und Essig. Grundsätzlich können Sie aber die Lösungsmittel in den Rezepten austauschen. Beachten Sie dazu die Hinweise im Abschnitt „Auszüge ohne Alkohol" (Seite 47ff.).

Grundrezept

Die Tinkturen-Herstellung ist in den Rezepten nicht jeweils erneut beschrieben. Halten Sie sich an das Grundrezept ab Seite 36. Dort wird die Herstellung einfach und verständlich Schritt für Schritt beschrieben und in Bildern gezeigt. Sie finden dort auch die Anleitung, wie Sie die klassische Mazeration durch schnelle Auszugsverfahren ersetzen können.

Frisches bevorzugt?

Vor allem wenn Sie Frischpflanzen-Tinkturen bevorzugen, kann es vorkommen, dass nicht alle im Rezept geforderten Pflanzen gleichzeitig in optimaler Qualität zur Verfügung stehen. In diesem Fall gibt es zwei Möglichkeiten:

- Sie ersetzen die Pflanzen durch getrocknete Heilkräuter oder
- Sie stellen von allen Zutaten Einzeltinkturen her und mischen diese erst dann, wenn Sie alle Tinkturen beieinander haben.

Der Vorteil der zweiten Methode ist, dass Sie die Frischpflanzen-Tinkturen zum optimalen Zeitpunkt produzieren können, also jeweils wenn der jahreszeitlich schwankende Wirkstoffgehalt der Pflanze gerade am höchsten ist. Dabei können Sie sich an der Tabelle ab Seite 138 orientieren.

Wenn alle benötigten Einzeltinkturen fertig sind, wandeln Sie das Masserezept (in g) in ein Volumenrezept (in ml) um: Angenommen, die herzstärkende Rezeptur enthält 30 g Weißdorn, 20 g Melisse und 5 g Rosmarin. Dann mischen Sie sich die Kombi-Tinktur aus 30 ml Weißdorntinktur, 20 ml Melissentinktur und 5 ml Rosmarintinktur.

Oder Sie arbeiten mit Tropfen: Weißdorn 30 Tropfen, Melisse 20 Tropfen und Rosmarin 5 Tropfen. 1 ml Tinktur entspricht in etwa 20–25 Tropfen. Nun die fertige Mischung gut durchschütteln und vor Gebrauch noch 1–2 Wochen „reifen" lassen. Wenn es schnell gehen muss, kann die „Reifezeit" entfallen.

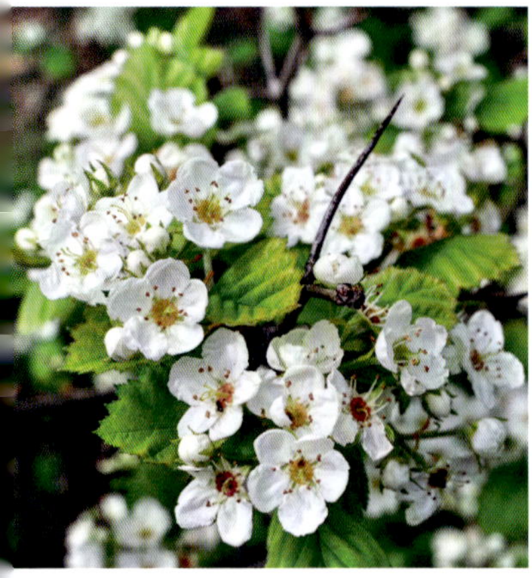

Weißdorn (oben) und Rosmarin (rechts) – den höchsten Wirkstoffgehalt haben sie zu ganz unterschiedlichen Zeiten im Jahr.

Tipp Falls Sie in bestimmten Situationen einen Teeauszug bevorzugen, dann können Sie sich bei der Zusammenstellung der Teemischung an den Tinkturenrezepten orientieren. Stellen Sie sich einfach im gleichen Mischungsverhältnis einen Tee her.

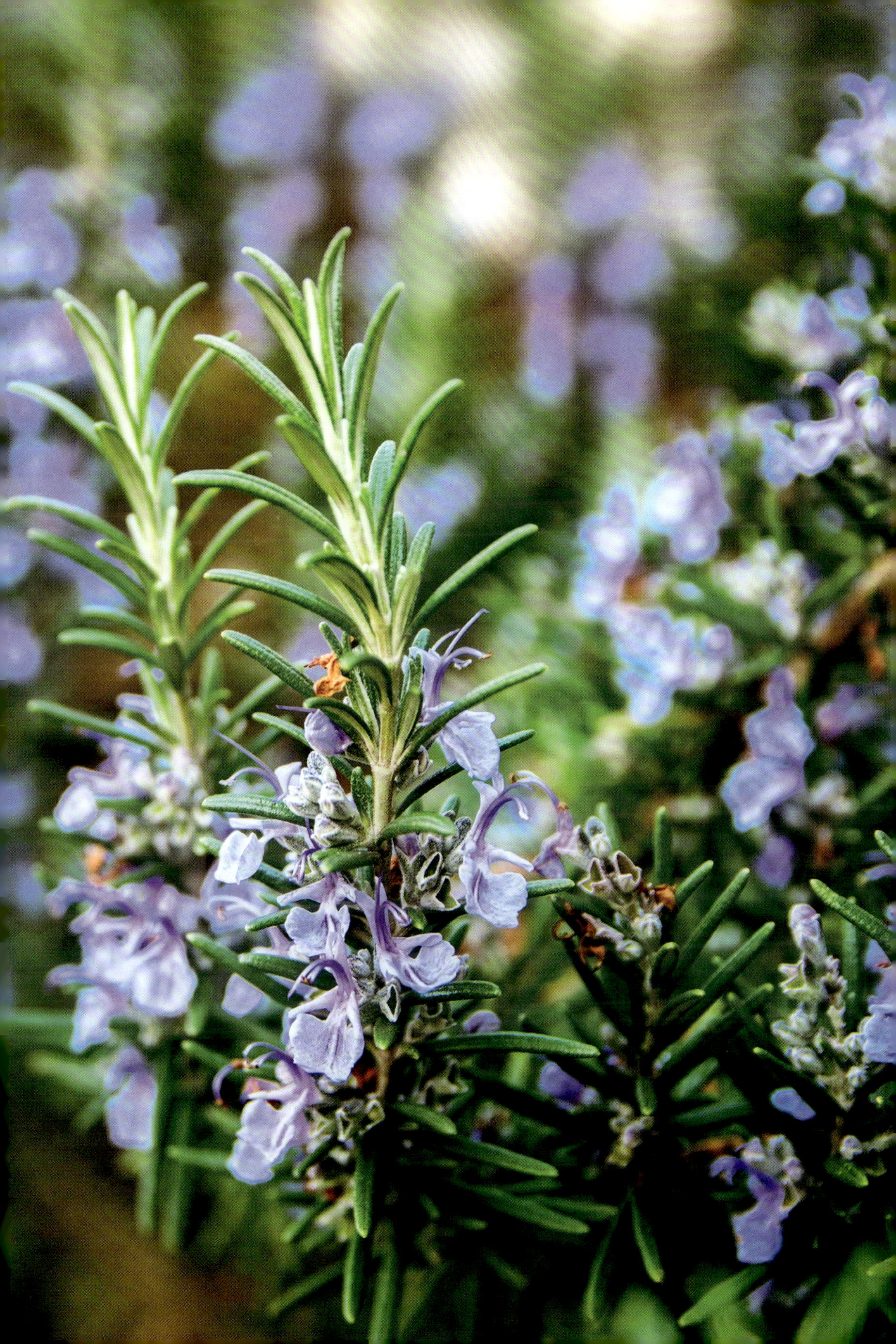

Rund um die Verdauung

EINZELTINKTUREN FÜR MUND-MAGEN-DARM-LEBER-GALLE

Es lohnt sich, von einigen Pflanzen, die oft benötigt werden, Einzeltinkturen herzustellen. Wer zum Beispiel häufig mit Zahnfleischentzündungen zu tun hat, sollte auf jeden Fall eine Salbei-Tinktur oder eine Kamillen-Tinktur in der Hausapotheke haben, zumal sie oft auch bei weiteren Indikationen zum Einsatz kommen.

Die wichtigsten Einzeltinkturen sind:
Blutwurz-Tinktur (Wurzelstock) 60 %/ 40 %
Engelwurz-Tinktur (Wurzel) 60 %/ 50 %
Enzian-Tinktur (Wurzel) 50 %
Fenchel-Tinktur (Frucht) 50 %
Kamillen-Tinktur (Blüte) 70 %/ 50 %
Kümmel-Tinktur (Frucht) 50 %
Mariendistel-Tinktur (Frucht) 80 %
Melissen-Tinktur (Blatt) 70 %/ 50 %
Nelkenwurz-Tinktur (Wurzelstock) 60 %/ 40 %
Pfefferminz-Tinktur (Blatt) 70 %/ 50 %
Salbei-Tinktur (Blatt) 70 %/ 50 %
Schafgarbe-Tinktur (Blüte) 60 %/ 50 %
Wermut-Tinktur (Blatt) 60 %/ 50 %

Zubereitung der Tinkturen nach Grundrezept (ab Seite 36). Die Wirkungen der Einzeltinkturen können Sie in der Tabelle ab Seite 138 nachschlagen.

SALBEI-TINKTUR

Bei Entzündungen der Mund- und Rachenschleimhaut: Kochen Sie einen Kamillentee (1 EL Blüten auf 250 ml Wasser) und lassen Sie ihn 10 Minuten ziehen. Dann geben Sie 5 ml (ca. 1 TL) Salbeitinktur hinzu. Mit der lauwarmen Tee-Tinktur-Mischung können Sie gurgeln oder den Mund- und Rachenraum spülen.

Bei übermäßigem Schwitzen: Innerlich eingenommen wirkt Salbei verdauungsfördernd, antibakteriell und entzündungshemmend. Eine der wichtigsten Eigenschaften ist jedoch seine schweißhemmende Wirkung. Ein beliebtes Einsatzgebiet sind die Hitzewallungen in den Wechseljahren. In diesem Fall nehmen Sie 3-mal 20 Tropfen in etwas Wasser oder noch besser in abgekühltem Salbeitee ein. Die Anwendungsdauer sollte 3 Wochen am Stück nicht überschreiten.

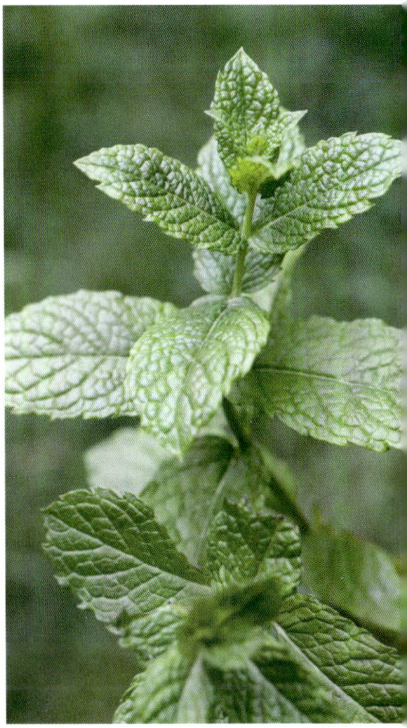

GURGEL-TROPFEN

Unsere Gurgel-Tropfen vermitteln ein wohltuendes Gefühl der Frische. Sie können aber noch wesentlich mehr: Durch die Kombination von antimikrobiell und zusammenziehend wirkenden Heilpflanzen entsteht eine starkes Mittel zum Schutz der Schleimhäute in Mund, Hals und Rachen. Es wirkt desinfizierend, zahnfleischstärkend und entzündungshemmend, schützt vor Parodontose und sorgt für einen frischen Atem.

40 g/ 20 g Pfefferminze (Blatt)
30 g/ 15 g Blutwurz (Wurzelstock)
10 g Fenchel (Frucht)
5 g Anis (Frucht)
20 g/ 10 g Salbei (Blatt)
20 g/ 10 g Nelkenwurz (Wurzelstock)
10 g/ 5 g Gundermann (Kraut)
5 g Propolis (Harz), gemahlen
10 Tropfen ätherisches Pfefferminzöl
4 Tropfen ätherisches Eukalyptusöl
Überwiegend 250 ml Ethanol 80 % und 120 ml Glycerin 86 %
Überwiegend 250 ml Ethanol 60 % und 120 ml Glycerin 86 %

Zubereitung der Tinktur nach Grundrezept (ab Seite 36). Die ätherischen Öle werden erst nach dem Abfiltern zugefügt.

Äußerliche Anwendung: Geben Sie 20–25 Tropfen in ½ Glas lauwarmes Wasser und spülen Sie damit den Mund aus oder gurgeln Sie damit.

Achtung: **Kinder unter 6 Jahren sollten die Gurgel-Tropfen aufgrund der ätherischen Öle nicht anwenden.**

Tipp Intensives Spülen, bei dem die Flüssigkeit einige Minuten durch die Zahnzwischenräume gezogen wird, verbessert die Wirkung. Sie können die Tinktur auch in einen Pumpzerstäuber geben und als Mundspray oder „Atemerfrischer“ nutzen.

PFEFFERMINZE

Die Pfefferminze (*Mentha x piperita*) ist ein gern gesehener Gast in Kräutergärten. Das in den Blättern vorhandene ätherische Öl enthält viel Menthol, ein Stoff, der sowohl antibakteriell als auch kühlend und schmerzstillend wirkt. Wenn Sie Pfefferminze im eigenen Garten kultivieren, dann achten Sie darauf, dass Sie für diese Tinktur mentholreiche Pfefferminzsorten verwenden, zum Beispiel 'Menthola', 'Multimentha' oder 'Mitcham'.

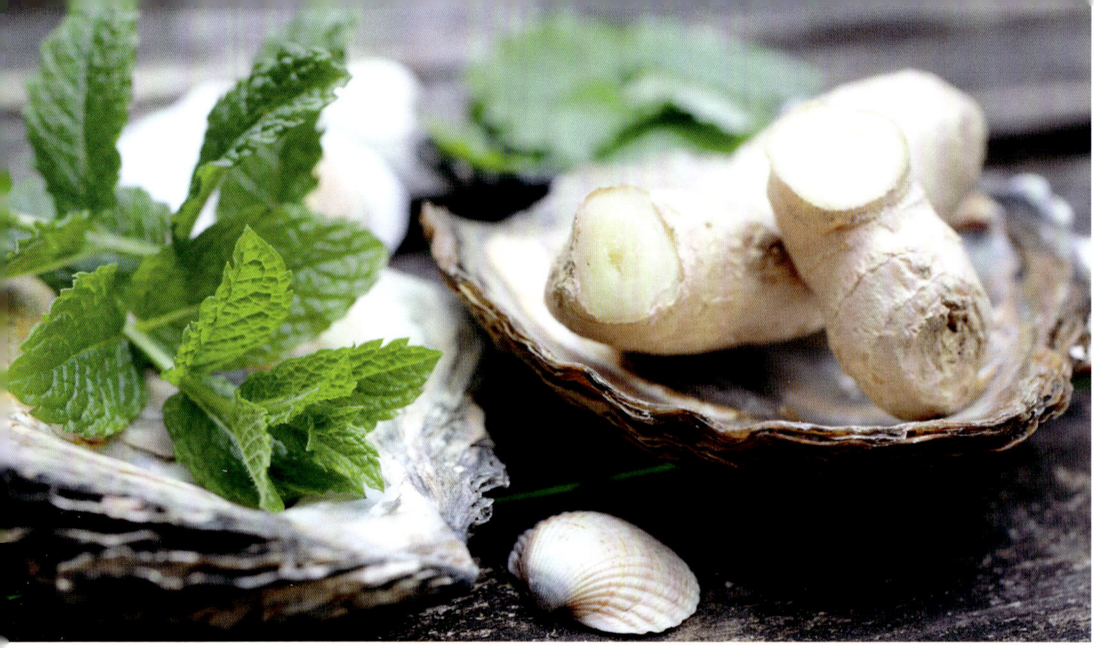

INGWER

Die tropische Ingwerpflanze (*Zingiber officinale*) ist mehr als nur ein Gewürz. Die Inhaltsstoffe des frischen Wurzelstocks haben zahlreiche gesundheitsfördernde Wirkungen: Ingwer regt Verdauungssäfte und Darmbewegung an, fördert den Appetit, wirkt entblähend und vor allem brechreizlindernd. Äußerlich wird er wegen seiner erwärmenden Eigenschaften gerne zur Einreibung verwendet, bei Muskelverspannungen und Gelenkschmerzen (Arthrose). Frischer Ingwer eignet sich auch sehr gut für einen Erkältungstee. Er wärmt von innen heraus und stärkt das Immunsystem.

GUTE-REISE-TROPFEN

Wenn beim Reisen mit Auto, Schiff oder Flugzeug der Magen rebelliert und sich Übelkeit bemerkbar macht, können Heilpflanzen sehr hilfreich sein. Vor allem Ingwer und Pfefferminze bekämpfen den Brechreiz und beruhigen den Magen.

50 g Ingwer (Wurzelstock)
30 g/ 15 g Pfefferminze (Blatt)
30 g/ 15 g Melisse (Blatt)
230 ml Ethanol 70 %, 50 ml Glycerin 86 %

Zubereitung der Tinktur nach Grundrezept (ab Seite 36).

Innerliche Anwendung: Beginnen Sie unbedingt 30 Minuten vor Reisebeginn mit der Einnahme. Geben Sie dazu 5–10 Tropfen in etwas Pfefferminztee oder Wasser. Wiederholen Sie die Einnahme während der Reise mehrfach.

RICHTIG SITZEN

Auch der Sitzplatz während der Reise hat einen wichtigen Einfluss auf das Befinden. Im eigenen Auto sitzt man am besten am Steuer oder auf dem Beifahrersitz. Im Bus sind die Plätze in Fahrtrichtung ganz vorne von Vorteil, im Flugzeug ist der ruhigste Platz am Mittelgang im Bereich der Tragflächen und im Schiff spürt man die Bewegung in der Mitte unmittelbar über der Wasseroberfläche am wenigsten.

Tipp Wer mag, kann während der Reise gerne naschen. Bestens dafür geeignet sind kandierter Ingwer, Pfefferminzbonbons oder -kaugummi.

VERDAUUNGS-TROPFEN

Viele Menschen sind mit Verdauungsbeschwerden geplagt. In unseren Verdauungs-Tropfen vereinigt sich die Kraft verschiedener Heilpflanzen mit entblähenden, krampflösenden und verdauungsfördernden Eigenschaften. Deshalb sind sie hilfreich bei Magenschmerzen, Völlegefühl, Übelkeit, Blähungen und krampfartigen Magen-Darm-Beschwerden. Ein echter Allrounder!

30 g/ 15 g Kamille (Blüte)
20 g/ 10 g Gänsefingerkraut (Kraut)
20 g/ 10 g Melisse (Blatt)
10 g/ 5 g Engelwurz (Wurzel)
5 g Süßholz (Wurzel)
5 g Kümmel (Frucht)
5 g/ 2,5 g Wermut (Kraut)
5 g/ 2,5 g Pfefferminze (Blatt)
Überwiegend 270 ml Ethanol 70 %
Überwiegend 270 ml Ethanol 40 % oder Spirituose 38–40 %

Zubereitung der Tinktur nach Grundrezept (ab Seite 36).

Innerliche Anwendung: Nehmen Sie 3-mal täglich nach den Mahlzeiten 10/ 20 Tropfen in etwas Flüssigkeit (z.B. Kamillentee) ein.

Tipp Nutzen Sie unterstützend die Kraft verdauungsfördernder mediterraner Kräuter wie Thymian, Rosmarin und Salbei sowie entblähender Gewürze wie Kümmel und Fenchel, indem Sie diese vermehrt in Ihren Speiseplan einbauen.

VOR UND NACH DEM ESSEN

Ein Digestif, auch Verdauungsschnaps (oder im alemannischen „Verriserle") genannt, kann dabei helfen die Verdauung in Schwung zu bringen. Denn in der Regel enthält ein solches alkoholisches Getränk Bitterstoffpflanzen und ätherische Ölpflanzen. Bekannte Vertreter dieser Schnäpse sind z.B. Ramazzotti, Cynar, Fernet Branca, Jägermeister und Underberg. Sie werden nach dem Essen getrunken.
Ein Aperitif hingegen wird vor dem Essen getrunken, um den Appetit anzuregen. Dies erfreut sich vor allem in der französischen und italienischen Küche großer Beliebtheit. Klassische Aperitifs sind etwa Martini, Campari, Aperol und Hugo.

BITTER-TROPFEN

Bitterstoffe wirken in optimaler Weise auf den Verdauungstrakt. Sie regen die Verdauungssäfte und somit den gesamten Stoffwechsel an. Dies wirkt sich positiv auf unser Wohlbefinden aus. Dementsprechend steigt das Stimmungsbarometer und auch die Antriebskraft. Außerdem wirken sie entblähend, mild abführend und haben einen regulierenden Effekt auf das Körpergewicht. Es sind also wahre Powertropfen.

30 g/ 15 g Engelwurz (Wurzel)
15 g Gelber Enzian (Wurzel)
20 g/ 10 g Löwenzahn (Wurzel)
20 g/ 10 g Schafgarbe (Blüte)
30 g/ 15 g Wermut (Blatt)
Überwiegend 320 ml Ethanol 70 %
Überwiegend 320 ml Ethanol 40 % oder Spirituose 38–40 %

Zubereitung der Tinktur nach Grundrezept (ab Seite 36).

Innerliche Anwendung: Bei akuten Verdauungsbeschwerden nehmen Sie 3-mal täglich *nach* den Mahlzeiten 10/ 20 Tropfen in Wasser ein. Bei Appetitlosigkeit 30 Minuten *vor* den Mahlzeiten.

Bitterstoffkur zum Kräftigen: 4–6 Wochen lang 3-mal täglich 10/ 20 Tropfen *zwischen* den Mahlzeiten.
Gegenanzeigen: Gallensteine sowie Magen- und Zwölffingerdarmgeschwüre

Tipp Bereichern Sie Ihren Speiseplan mit bitteren Lebensmitteln, denn sie liefern dem Körper eine Vielzahl an positiven Gesundheitseffekten. Bitter schmeckende Speisen sind selten geworden. Zum Glück wird man im Bereich der Salate noch fündig: Chicorée, Radicchio, Endivie und Löwenzahn. Bei Heißhungerattacken einige Bitter-Tropfen pur auf die Zunge geben.

WERMUT
Der Wermut (*Artemisia absinthium*) gehört zur Familie der Korbblütengewächse. Im Kräutergarten benötigt er einen Einzelstand, weil seine Ausdünstungen das Wachstum benachbarter Pflanzen hemmen können. Die bitteren Inhaltsstoffe sind für seine appetitanregende und verdauungsfördernde Wirkung verantwortlich. Er regt Magensäfte, Gallentätigkeit und Bauchspeicheldrüse an. In seinem ätherischen Öl ist in geringen Mengen das nervenschädigende Thujon enthalten, weshalb Wermutzubereitungen während der Schwangerschaft nicht eingenommen werden sollten.

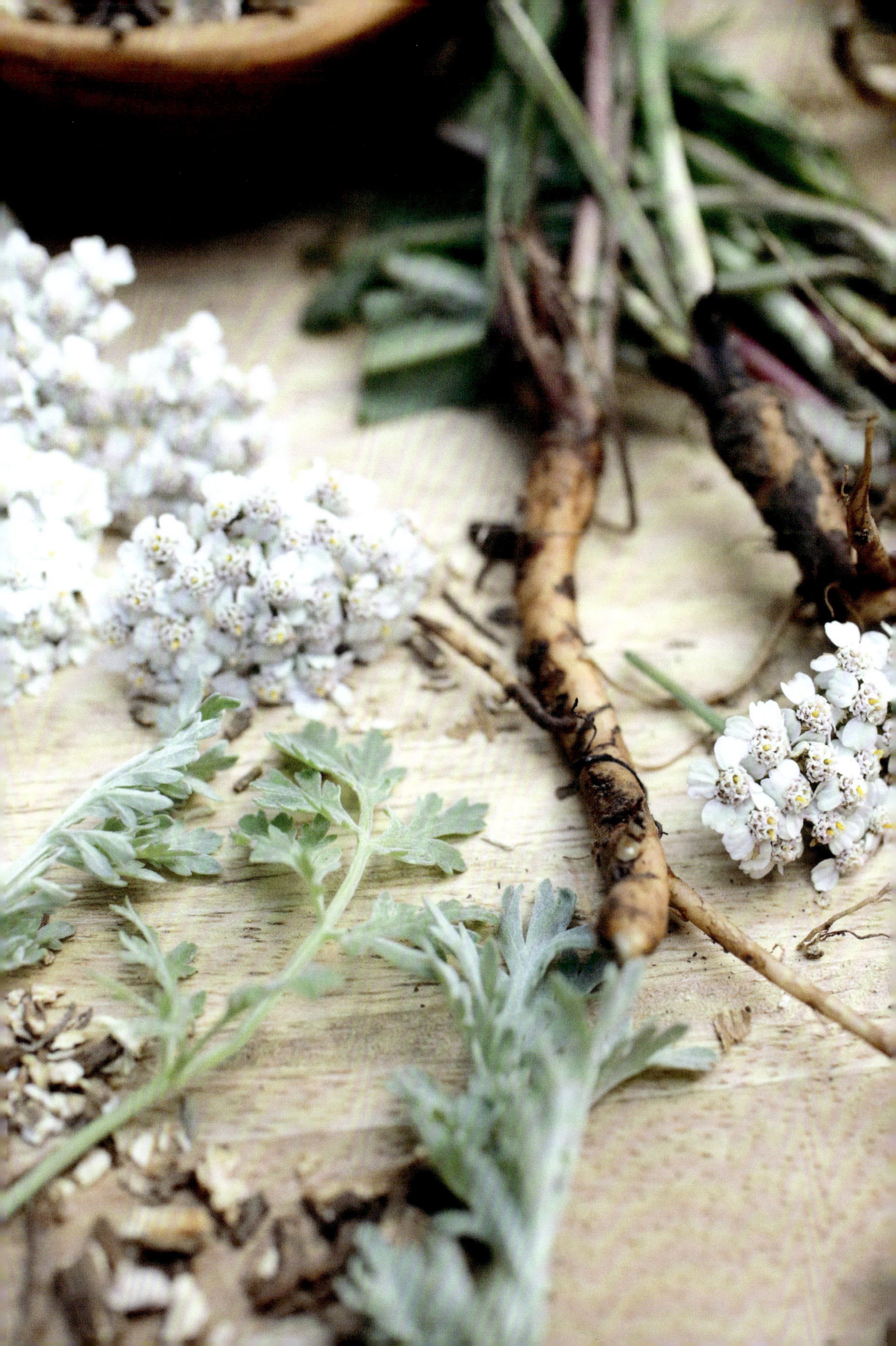

KAMILLEN-ROLLKUR

Die Rollkur mit Kamille hat eine lange Tradition bei Magengeschwüren, aber sie kann auch bei Reizmagen und Magenschleimhautentzündung helfen. Die Kamille wirkt dabei entzündungshemmend und krampflösend, sie hemmt die Produktion der Magensäure und schützt überdies die Schleimhaut.

10 EL/ 5 EL Kamille (Blüte)
1 l Wasser
5 ml Kamillen-Tinktur (ca. 1 TL)

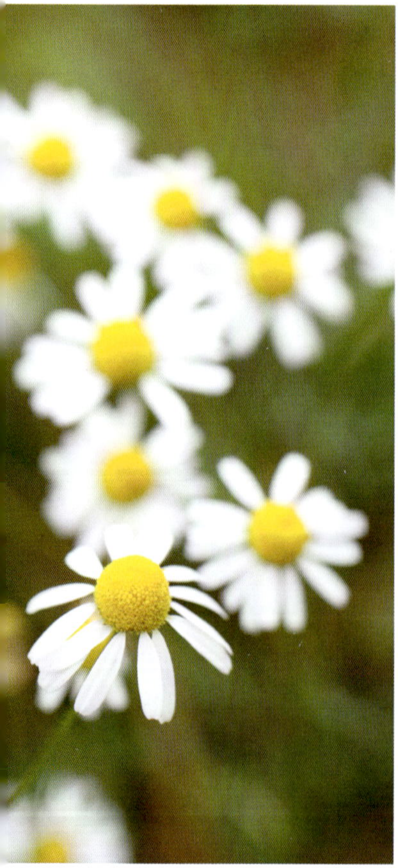

Kochen Sie einen starken Kamillentee, indem Sie die Blüten mit dem heißen Wasser übergießen und 5–10 Minuten ziehen lassen. Dann geben Sie 10 ml Kamillen-Tinktur dazu.

Anwendung: Trinken Sie morgens 2 Tassen von dem lauwarmen Tee und legen Sie sich jeweils 5 Minuten auf den Rücken, dann auf die linke Seite, dann auf den Bauch und schließlich auf die rechte Seite. Dadurch kommt die Magenschleimhaut auf allen Seiten mit der heilsamen Kamille in Berührung. Nach dem „Rollen" möglichst noch 30 Minuten im Bett verweilen. Den übrig gebliebenen Tee über den Tag verteilt trinken, die letzte Tasse am besten abends vor dem Zubettgehen. Die Rollkur 1–2 Wochen lang einmal täglich durchführen.

HILFREICHES EXTRA

Die Kamille tut nicht nur Ihrem Magen gut. Sie hat überdies einen beruhigenden Effekt auf die Psyche und hilft somit, den Stress abzubauen, der Ihnen eventuell „auf den Magen schlug".

ECHTE KAMILLE

Unsere Vorfahren hatten immer einen Vorrat an selbst gesammelter Kamille (*Matricaria recutita*) im Haus, denn sie ist bei uns häufig an Wegrändern und auf Äckern zu finden. Damit Sie nicht versehentlich die Geruchslose Kamille oder die Hundskamille sammeln, machen Sie folgenden Test: Schneiden Sie ein Blütenköpfchen senkrecht durch. Ist der Blütenboden hohl, dann ist es die echte Kamille. Ist er mit Mark gefüllt, dann haben Sie leider eine Verwechslungsart gefunden.

Die Wirkstoffe der Kamille sind außergewöhnlich vielseitig, denn sie wirken antibakteriell, entzündungshemmend, entblähend, krampflösend, beruhigend und wundheilend zugleich.

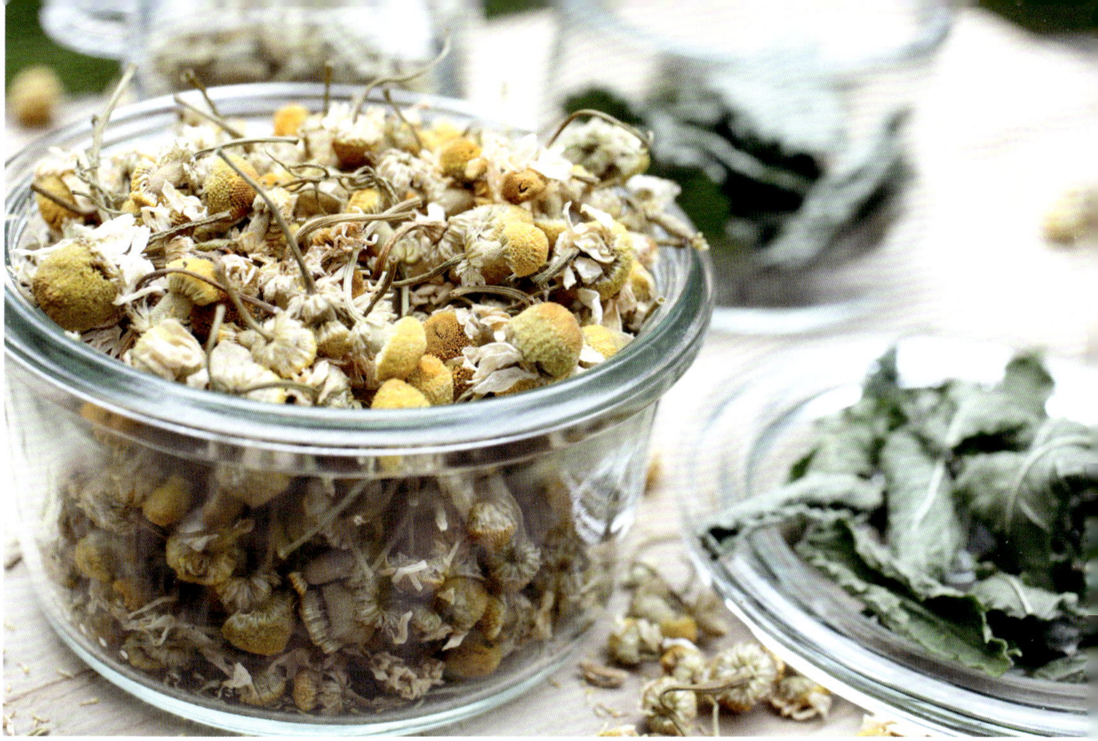

BLÄHUNGS-TROPFEN

Wenn Sie von Magenkrämpfen, Blähungen oder Völlegefühl heimgesucht werden, dann bringen unsere Blähungs-Tropfen dem Bauchraum die nötige Entspannung. Die in den Pflanzen enthaltenen ätherischen Öle wirken blähungshemmend, antibakteriell, krampflösend und regen die Verdauung an.

20 g/10 g Kamille (Blüte)
10 g Kümmel (Frucht)
15 g/7,5 g Pfefferminze (Blatt)
7,5 g Fenchel (Frucht)
15 g/7,5 g Melisse (Blatt)
10 g/5 g Engelwurz (Wurzel)
Überwiegend 220 ml Ethanol 70 %
Überwiegend 220 ml Ethanol 40 % oder Spirituose 38–40 %

Zubereitung der Tinktur nach Grundrezept (ab Seite 36).

Innerliche Anwendung: Nehmen Sie davon 3-mal täglich **15**/30 Tropfen in etwas Flüssigkeit ein.

HERZENSNOT

Luftansammlungen in Magen und Darm können das Zwerchfell so stark nach oben drücken, dass durch den Druck Herzbeschwerden ausgelöst werden. Man nennt dieses Phänomen nach seinem Entdecker Roemheld-Syndrom.

KÜMMEL

Die heimische Wiesenpflanze (*Carum carvi*) gehört zur Familie der Doldenblütengewächse. Die aromatischen Kümmelfrüchte wirken antibakteriell und appetitanregend. Außerdem lösen sie im Magen-Darm-Trakt Krämpfe und fördern die Durchblutung. Wegen der vorzüglichen Wirkung auf die Verdauungsorgane ist Kümmel ein beliebtes Gewürz für schwer verdauliche oder blähungsfördernde Lebensmittel wie beispielsweise Kohlsorten oder frisches Brot. In der Volksmedizin wird den kleinen Früchten zudem eine milchbildungsfördernde Wirkung zugeschrieben.

DURCHFALL-TROPFEN

Bei Durchfall sind vor allem gerbstoffhaltige Pflanzen angesagt. Gerbstoffe wirken stopfend und entzündungshemmend, indem sie eine „Schutzschicht“ im Darm bilden. Dadurch beschleunigen sie den Heilungsprozess der entzündeten Schleimhaut und hemmen außerdem das Wachstum schädlicher Bakterien und Viren.

40 g/ 20 g Kamille (Blüte)
40 g/ 20 g Blutwurz (Wurzelstock)
15 g getrocknete Heidelbeeren (keine frischen, da diese nicht stopfend wirken!)
30 g/ 15 g Blutweiderich (Kraut) oder ersatzweise Odermennig (Kraut)
10 g/ 5 g Stinkender Storchschnabel (Kraut)
Überwiegend 370 ml Ethanol 60 %
Überwiegend 370 ml Ethanol 40 % oder Spirituose 38–40 %

Zubereitung der Tinktur nach Grundrezept (ab Seite 36).

Innerliche Anwendung: 3- bis 5-mal täglich **10**/20 Tropfen in Kamillentee (falls entzündliche Prozesse beteiligt sind) oder Schwarztee (um die Gerbstoffwirkung zu verstärken).

Wichtig! Vergessen Sie bei Durchfall nicht, den Flüssigkeitsverlust auszugleichen, um den Körper vor Austrocknung zu bewahren. Besteht der Durchfall länger als 3 Tage, sollten Sie medizinischen Rat einholen.

Tipp: Essen Sie einen fein geriebenen Apfel. Das darin enthaltene Pektin quillt im Darm, nimmt dabei Flüssigkeit auf und verdickt somit den Stuhl. Des Weiteren können Sie getrocknete Heidelbeeren kauen. Schmeckt lecker und wirkt stopfend.

BLUTWURZ

Die Blutwurz (*Potentilla erecta*) gehört zur Familie der Rosengewächse. In ihrem Wurzelstock, der sich beim Anschneiden rötlich verfärbt, lagern sehr viele Gerbstoffe (15–20 %), die den Durchfall stoppen. Die zusammenziehend, stopfend, krampflösend und entzündungshemmend wirkende Blutwurz ist auch ein vorzügliches Gurgelmittel bei entzündlichen Erkrankungen im Mund- und Rachenraum.
Sie haben keine Blutwurz zur Hand? Macht nichts. Sie können auch das mit ihr nahe verwandte Kriechende Fingerkraut (*Potentilla reptans*) nehmen – auch wenn es etwas schwächer wirkt. Dieses kommt häufig als „Unkraut“ in unseren Gärten vor. Der Wurzelstock enthält bis zu 12 % Gerbstoffe.

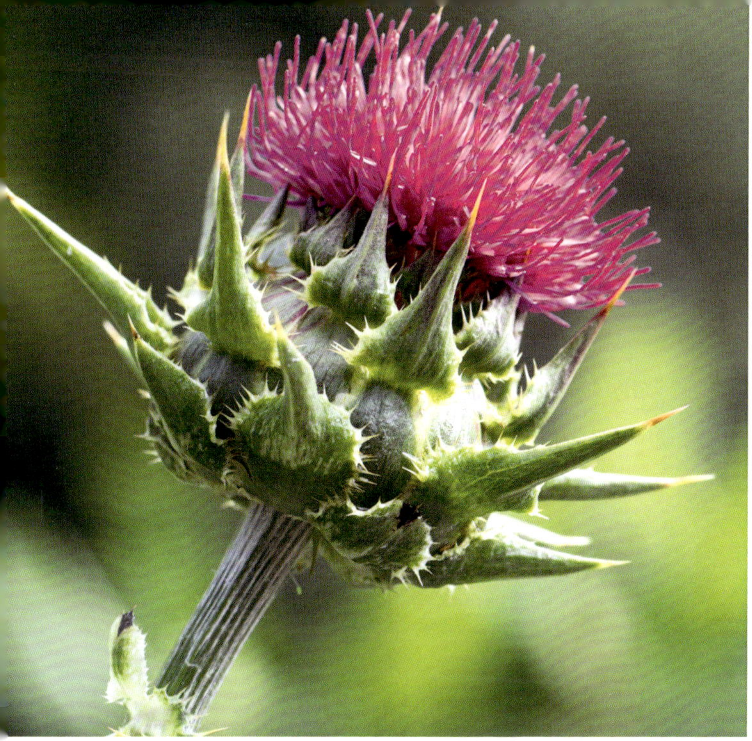

MARIENDISTEL
Die zweijährige Mariendistel (*Silybum marianum*) ist eine beeindruckende Pflanze für den Heilkräutergarten. Die weißen Verfärbungen der Blätter verdankt sie der Legende nach der Gottesmutter Maria, deren Muttermilch beim Stillen ihres Sohnes darauf tropfte. Die Wirkstoffe in den Früchten schützen, entgiften und regenerieren die Leber. Selbst bei starken Giften wie jenen des Knollenblätterpilzes kann der Wirkstoff Silibinin aus der Mariendistel, in der Klinik als Infusion verabreicht, lebensrettend sein.

LEBER-TROPFEN

Unsere Leber-Tropfen sorgen für eine gesunde Leberfunktion. Außerdem regen sie die Gallenproduktion an. Da die Leber das zentrale „Entgiftungsorgan" des Körpers ist, können Sie diese Tropfen auch in eine Ausleitungskur (Seite 132ff.) integrieren.

20 g Mariendistel (Frucht)
20 g/ 10 g Löwenzahn (Wurzel)
15 g/ 7,5 g Schafgarbe (Blüte)
15 g/ 7,5 g Tausendgüldenkraut (Kraut)
Überwiegend 140 ml Ethanol 60 %, 80 ml Glycerin 86 %
Überwiegend 140 ml Ethanol 80 %, 80 ml Glycerin 86 %

Zubereitung der Tinktur nach Grundrezept (ab Seite 36). Es empfiehlt sich, die harten Mariendistelfrüchte im Mixer zu zerkleinern.

Innerliche Anwendung: Nehmen Sie 3-mal täglich 10/ 20 Tropfen in Wasser ein.

Tipp Unterstützen Sie die Leberentgiftung mit einem heißen Schafgarbenwickel. Schafgarbentee (6 EL auf 1 l Wasser) wird hierzu mit 2 TL Schafgarben-Tinktur verstärkt. Mit dem heißen Sud tränken Sie ein mehrfach gefaltetes Baumwolltuch, wringen dieses gut aus und legen es vorsichtig auf die Leber. Mit trockenen Tüchern gut abgedeckt, bleibt der Wickel für eine halbe Stunde liegen. Eine Wärmflasche unterstützt den Wärmeprozess.

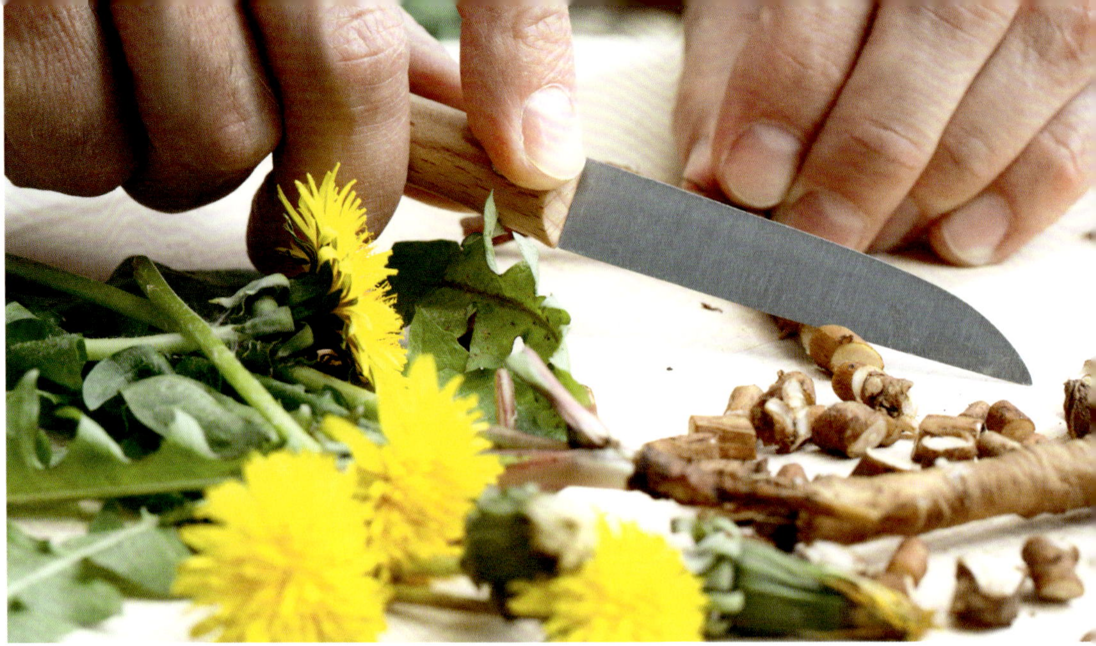

LÖWENZAHN

Der Löwenzahn (*Taraxacum officinale*) mit seinen gelben Korbblüten ist wohl die bekannteste Wiesenpflanze. In der Volksheilkunde hat er schon seit Jahrhunderten einen festen Platz wegen seiner blutreinigenden und harntreibenden Wirkung. Der Wirkstoffkomplex des Löwenzahns regt außerdem die Lebertätigkeit an und verbessert den Gallenfluss. Deshalb unterstützt er auch die Fettverdauung. Der „Stoffwechselankurbler" ist dementsprechend ein guter Begleiter bei Frühjahrskuren und zum Abnehmen. Er lässt sich vielseitig verwenden, nicht nur als Arznei, sondern auch in der Wildkräuterküche und als Frischpflanzen-Presssaft.

GALLE-TROPFEN

Unsere Galle-Tropfen regen das Leber-Galle-System an und unterstützen gleichzeitig in wunderbarer Weise das Verdauungssystem. Die darin enthaltenen Heilpflanzen fördern den Gallenfluss und wirken krampflösend sowie beruhigend auf die Gallenwege.

30 g/ 15 gLöwenzahn (Blatt)
20 g/ 10 g Löwenzahn (Wurzel)
20 g/ 10 g Schafgarbe (Blüte)
15 g/ 7,5 g Beifuß (Kraut)
15 g/ 7,5 g Pfefferminze (Blatt)
15 g/ 7,5 g Wermut (Kraut)
7,5 g Fenchel (Frucht)
Überwiegend 290 ml Ethanol 60 %
Überwiegend 290 ml Ethanol 40 % oder Spirituose 38–40 %

Zubereitung der Tinktur nach Grundrezept (ab Seite 36).

Innerliche Anwendung: 3-mal täglich 10/ 20 Tropfen nach dem Essen.
Gegenanzeigen: Verschluss der Gallenwege, Gallensteine, akute Entzündungen der Gallenwege und -blase.

„GIFT UND GALLE"

Früher vermutete man eine Verbindung zwischen der Galle und der psychischen Verfassung eines Menschen. Jemand, der „Gift und Galle spuckte", könne durch gallenflussfördernde Pflanzen für die Mitmenschen wieder erträglicher werden, glaubte man.

THERIAK

Die alten Römer suchten sich mit Theriak vor Giftanschlägen zu schützen, im Mittelalter galt es als die Wundermedizin schlechthin. Anders als die historischen Vorläufer enthält unser Theriak-Rezept weder Opium noch Schlangenfleisch, aber zahlreiche Heilpflanzen, die den Organismus kräftigen und das gesamte Verdauungssystem unterstützen und anregen.

50 g/ 25 g Engelwurz (Wurzel)
30 g/ 15 g Baldrian (Wurzel)
10 g Fenchel (Frucht)
10 g Anis (Frucht)
10 g Gelber Enzian (Wurzel)
10 g Zimt (Rinde)
5 g Kardamom (Frucht)
10 g/ 5 g Tausendgüldenkraut (Kraut)
Überwiegend 430 ml Ethanol 70 %
Überwiegend 430 ml Ethanol 40 % oder Spirituose 38–40 %

Zubereitung der Tinktur nach Grundrezept (ab Seite 36).

Innerliche Anwendung: 3-mal täglich 15/ 30 Tropfen in Wasser oder Tee.

SCHUTZ VOR GIFT

Theriak wurde zur Zeit der Römer entwickelt, weil sich damit verschiedene tyrannische Herrscher vor Vergiftungen durch ihre Feinde schützen wollten. In den Rezepten tummelte sich alles, was im Ruf stand, gegen Gifte wirksam zu sein, darunter Opium und die giftige Meerzwiebel, ja sogar Giftschlangen. Waren es in der Antike noch an die 50 Zutaten, wurde der Theriak im Mittelalter bereits aus über 300 Zutaten zusammengestellt. Das Resultat war eine braune Paste, die als sündhaft teures Medikament gehandelt wurde. Sie galt als Wundermedizin gegen nahezu jede Krankheit. Selbst Pest und Cholera sollten damit in Schach gehalten werden. Aus dem Theriak entwickelte sich später der berühmte Schwedenbitter.

ENGELWURZ

Die zweijährige Engelwurz (*Angelica archangelica*), die im Mittelalter auch den Namen Theriakwurz trug, ist eine imposante Staude, die bis zu 2 m hoch werden kann. Ihren Namen verdankt sie der christlichen Legende, dass der Erzengel Raphael sie gebracht haben soll, um die Menschen vor der Pest zu retten. Durch die enthaltenen Bitterstoffe wirkt die Engelwurz anregend und stärkend auf Magen, Darm und Leber.

Wenn die Erkältung kommt

EINZELTINKTUREN FÜR ATEMWEGE UND IMMUNSTÄRKUNG

Eine Erkältung kommt zumeist schnell und unerwartet. Deshalb lohnt es sich, oft benötigte Einzeltinkturen als Vorrat zu haben. Zur richtigen Zeit eingenommen kann beispielsweise die Sonnenhut-Tinktur (siehe unten) den Ausbruch einer Erkältung verhindern.

Die wichtigsten Einzeltinkturen:
Fenchel-Tinktur (Frucht) 50 %
Holunder (Blüte) 50 %/ 40 %
Königskerzen-Tinktur (Blüte) 50 %/ 30 %
Propolis-Tinktur (Harz) 80 %
Roter Sonnenhut-Tinktur (Kraut) 50 %
Spitzwegerich-Tinktur (Blatt) 50 %/ 30 %
Thymian-Tinktur (Kraut) 70 %/ 50 %
Zistrosen-Tinktur (Kraut) 70 %/ 50 %

Zubereitung der Tinkturen nach Grundrezept (ab Seite 36). Die Wirkungen der Einzeltinkturen können sie in der Tabelle ab Seite 138 nachschlagen.

NICHT JEDER VERTRÄGT SIE
Eine Sonnenhut-Tinktur sollten Sie nicht anwenden, wenn eine Allergie gegen Korbblütler besteht, und während der Schwangerschaft. Außerdem darf sie aufgrund des immunstimulierenden Effekts nicht angewendet werden bei schweren systemischen Erkrankungen (Multiple Sklerose, Leukämie, Tuberkulose, AIDS, HIV-Infektionen, u.a.) und nach Organtransplantationen.

SONNENHUT-TINKTUR
Unter dem Namen Echinacea hat der aus Nordamerika stammende Rote Sonnenhut (*Echinacea purpurea*) Medizinkarriere gemacht. Es lohnt sich also, die immunstimulierende Pflanze in den Garten zu holen und sich die Tinktur selbst herzustellen. Verwenden Sie nur das frische Sonnenhutkraut, denn beim Trocknen bauen sich just diejenigen Inhaltsstoffe ab, die für die gute Wirkung ausschlaggebend sind. Wenn Sie sich die Pflanze für Ihren Garten besorgen, dann achten Sie darauf, dass es die richtige ist: Es gibt nämlich drei Echinacea-Arten, wobei nur der Rote Sonnenhut mit unseren Böden zurechtkommt. Außerdem werden für den Garten noch weitere Pflanzen angeboten, die den deutschen Namen Sonnenhut tragen, aber keine Heilpflanzen sind: die Blütenstauden der Gattung Rudbeckia. Echinacea stärkt die Abwehrkräfte. Äußerlich angewendet fördert sie die Wundheilung. Dosieren Sie die Tinktur wie beim Rezept „Immunsystem stärken" auf Seite 72.

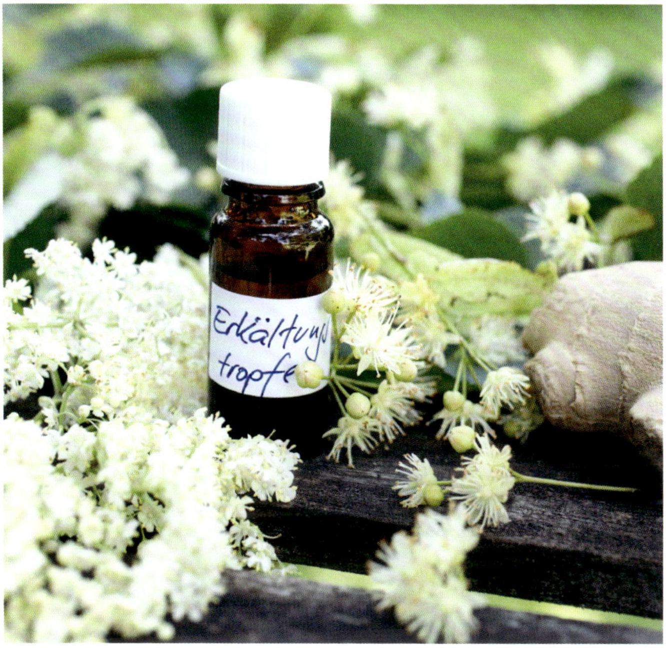

ERKÄLTUNGS-TROPFEN

Bei Erkältungen ist Bettruhe angesagt. Dabei ist es hilfreich, schweißtreibende und gleichzeitig das Immunsystem stärkende Heilpflanzen einzusetzen. Wenn Sie schon bei den allerersten Krankheitsanzeichen reagieren, können Sie mit „einmal richtig durchschwitzen“ die Erkältung abwenden.

40 g / 20 g Holunder (Blüte)
30 g / 15 g Linde (Blüte)
30 g / 15 g Ingwer (Wurzelstock)
Überwiegend 250 ml Ethanol 60 %
Überwiegend 250 ml Ethanol 40 % oder Spirituose 38–40 %

Zubereitung der Tinktur nach Grundrezept (ab Seite 36).

Innerliche Anwendung: Nehmen Sie 3-mal täglich 10 / 20 Tropfen in Tee ein. Diesen sollten Sie möglichst heiß trinken.

Tipp Trinken Sie viel warmen Tee, um den Heilungsprozess zu unterstützen. Am besten geben Sie noch etwas Zitronensaft und Honig hinein. Folgende Teekräuter eignen sich besonders: Holunderblüten, Lindenblüten, Kamillenblüten, Ingwerknolle und Hagebuttenfrüchte.

LINDE
Die Linde (*Tilia* spec.) war einst ein heiliger Baum, der im Zentrum des Dorfes gepflanzt wurde. Unter seinem Schutz wurden Tanzfeste gefeiert und Gericht gehalten. Sie war der germanischen Göttin Freya geweiht. Mit der Christianisierung wurden die Freya-Linden zu Marien-Linden. Die schweißtreibenden und reizlindernden Lindenblüten sind hilfreich bei Erkältungen und Reizhusten. Außerdem wirken die Inhaltsstoffe der Lindenblüten beruhigend. Lindenblütentee ist mild und wohlschmeckend und deshalb auch bei Kindern sehr beliebt.

NASE FREI

Wer kennt es nicht: Wenn die Nase zu ist, fühlt man sich kraftlos und schlapp. Deshalb benötigen wir bei Schnupfen und bei Entzündungen der Nasennebenhöhlen Heilpflanzen, die die Nase öffnen, die Schleimhäute abschwellen lassen und den Schleim lösen. Die ausgewählten Pflanzen kombinieren schleimlösende, entzündungshemmende und antivirale Wirkstoffe.

20 g/10 g Holunder (Blüte)
15 g/7,5 g Schlüsselblume (Blüte)
15 g/7,5 g Kamille (Blüte)
15 g/7,5 g Thymian (Kraut)
5 g Gelber Enzian (Wurzel)
10 g/5 g Sauerampfer (Kraut)
Überwiegend 220 ml Ethanol 60 %
Überwiegend 220 ml Ethanol 40 % oder Spirituose 38–40 %

Zubereitung der Tinktur nach Grundrezept (ab Seite 36).

Innerliche Anwendung: Nehmen Sie 3-mal täglich **25**/50 Tropfen in Wasser ein.

Tipp Warme Fußbäder und Dampfinhalationen mit Kamillentee und -tinktur (20 ml auf 1 Liter) sind bei Schnupfen sehr hilfreich. Auch eine Nasenspülung mit Salzlösung (1 TL Kochsalz auf ½ l warmes Wasser) unterstützt den Heilungsprozess.

HOLUNDERBLÜTEN

Der Schwarze Holunder (*Sambucus nigra*) gehört zur Familie der Moschuskrautgewächse. In früheren Zeiten war er hochgeachtet. Seine Heilkraft schien so groß, dass man glaubte, die Berührung des Stammes oder der Äste würde genügen, um daran Fieber und Gicht einfach abzustreifen. Seine duftenden Blüten wirken schweißtreibend und schleimlösend. Außerdem wird das Immunsystem stimuliert.
Aus den vitaminhaltigen, reifen, schwarzen Beeren können Sie einen leckeren Saft herstellen, der das Immunsystem zusätzlich unterstützt.
Wichtig: Die Beeren sollten bei der Saftherstellung unbedingt erhitzt werden, da sonst Übelkeit, Erbrechen und Durchfall auftreten können.

PROPOLIS-TINKTUR

Propolis-Tinktur hilft bei zahlreichen Beschwerden. Man nutzt sie nicht nur bei Erkältungen und zur Immunstärkung, sondern sie ist auch hilfreich bei Wunden, Verbrennungen oder bei Virusinfektionen, wie Herpes. Deshalb gehört sie unbedingt in jede Hausapotheke.

50 g Propolis (Harz)
140 ml Ethanol 80 %

Zubereitung: Zerkleinern lässt sich das Harz am besten, wenn es tiefgefroren ist. Geben Sie das zerkleinerte Propolis in das Ethanol. Darin löst es sich innerhalb von 3 Wochen weitgehend auf.

DEN BIENEN SEI DANK

Propolis ist keine Pflanze, sondern ein Produkt der Bienen. Sie sammeln dafür Harze an den Laubknospen der Bäume und vermengen sie mit dem Sekret ihrer Speicheldrüsen. Mit dem dabei entstehenden Kittharz schützen sie ihre Behausung vor schädlichen Bakterien, Viren und Pilzen.

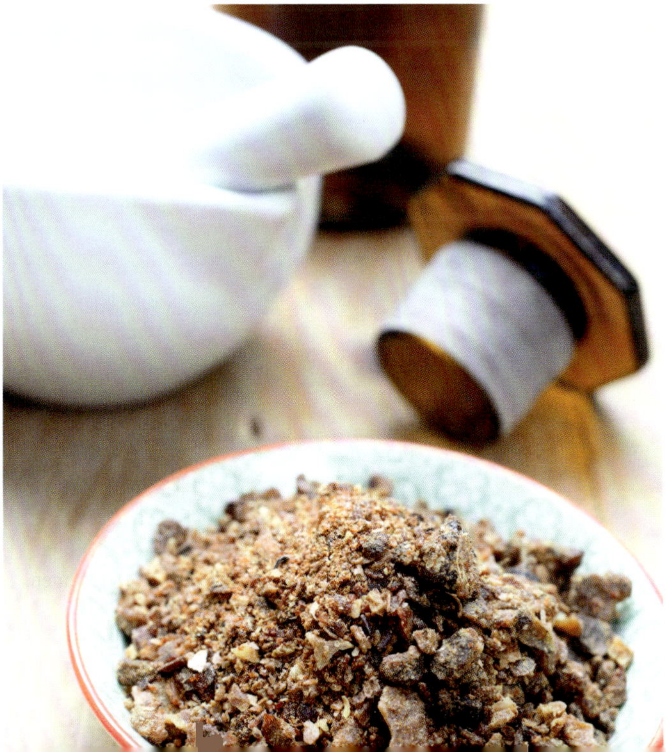

PROPOLIS-TINKTUR
Propolis ist ein stark wirksames natürliches Antibiotikum. Für die Tinktur-Herstellung ist es wichtig, hochprozentigen Alkohol zu verwenden, denn aufgrund des hohen Harzgehalts lösen sich Propolis-Harz und seine Wirkstoffe in Spirituosen (ca. 40 %vol.) kaum. Nehmen Sie bei akuten Beschwerden 5-mal täglich 10–20 Tropfen, bei chronischen Beschwerden 3-mal täglich 5–10 Tropfen in einem Glas Wasser ein. Zum Gurgeln bei Entzündungen in Mund und Rachen oder für Umschläge und Kompressen verwenden Sie verdünnte Tinktur (10–20 Tropfen auf ein Glas Wasser). Bei Herpesbläschen können Sie die Tinktur unverdünnt auftupfen.

IMMUNSYSTEM STÄRKEN

Vor allem im Herbst und Winter sind Erkältungen und Grippe spürbar auf dem Vormarsch. Um trotzdem gesund und fit zu bleiben, sollten Sie Ihre Abwehr mit gesunder Ernährung und viel Bewegung an der frischen Luft stärken. Es gibt auch Heilpflanzen, die Sie zur Immunstimulierung nutzen können, wenn sich die ersten Anzeichen eines Infektes andeuten. Zwei davon stammen aus Nordamerika, können aber wunderbar in unseren Gärten kultiviert werden: Roter Sonnenhut (Echinacea purpurea) und Amerikanischer Wasserdost (Eupatorium perfoliatum).

40 g Roter Sonnenhut (Kraut)
30 g Durchwachsener Wasserdost (Kraut)
30 g/ 15 g Taigawurzel (Wurzel)
250 ml Ethanol 50 %

Zubereitung der Tinktur nach Grundrezept (ab Seite 36).

Innerliche Anwendung: Bei Erkältungen nehmen Sie davon 3- bis 5-mal täglich **20** Tropfen in Orangensaft oder Multivitaminsaft ein. Die Anwendung soll jedoch nicht länger als 14 Tage ohne Unterbrechung erfolgen.
Gegenanzeigen: Siehe Hinweis „Nicht jeder verträgt sie“ auf Seite 68.

WINNETOUS WUNDPFLASTER

Die Wurzel des Sonnenhuts war bei den indianischen Ureinwohnern Amerikas ein wichtiges Wundheilmittel. Der Wurzelbrei wurde als eine Art Verband auf Verletzungen und Hauterkrankungen gelegt.

DURCHWACHSENER WASSERDOST

Die Indianer Nordamerikas benutzten die weißen Blüten des Korbblütengewächses bei fiebrigen Erkältungen. Der Durchwachsene Wasserdost (*Eupatorium perfoliatum*), auch Amerikanischer Wasserdost genannt, kann auch bei uns gepflanzt werden. Der heimische Wasserdost wird nicht verwendet, weil bei ihm Pyrrolizidin-Alkaloide nachgewiesen wurden. Diese können in höherer Konzentration leberschädigend wirken. Wasserdost steigert nicht nur die körpereigenen Abwehrkräfte, er wirkt auch schweißtreibend und entzündungshemmend.

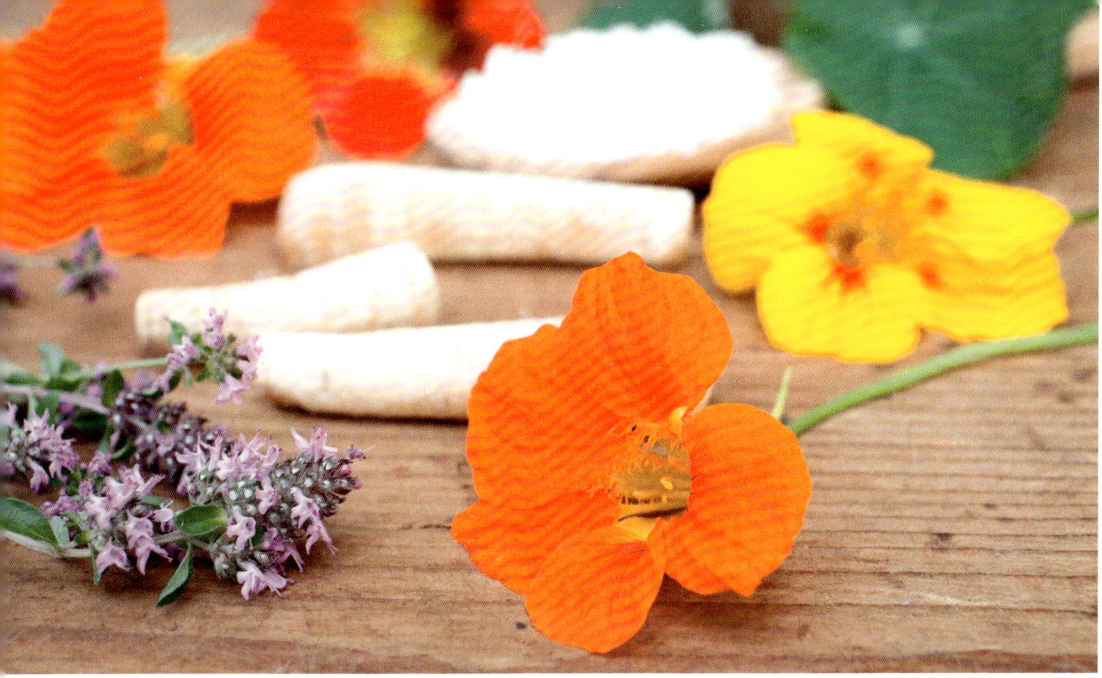

ANTIBIOTIKUM GEHT AUCH PFLANZLICH

Viele Heilpflanzen enthalten antibiotisch wirksame Substanzen, mit denen sie sich gegen Viren, Bakterien und Pilze zur Wehr setzen. Diese Substanzen können im gleichen Maße im menschlichen Organismus wirksam werden, zum Beispiel bei Atemwegs- und Harnwegserkrankungen. Sie werden deshalb auch als Phytobiotika bezeichnet.

60 g Meerrettich (Wurzel)
30 g Kapuzinerkresse (Kraut)
30 g / 15 g Thymian (Kraut) oder ersatzweise Quendel (Kraut)
300 ml Ethanol 70 %

Zubereitung der Tinktur nach Grundrezept (ab Seite 36).

Innerliche Anwendung: Nehmen Sie 3- bis 5-mal täglich **20–30** Tropfen nach den Mahlzeiten ein.

SEGENSREICHE GLUCOSINOLATE

Die Hauptwirkung der Tinktur geht von den Glucosinolaten (Senfölglykosiden) aus, die im Meerrettich und in der Kapuzinerkresse reichlich vorkommen. Diese antibiotisch wirksamen Stoffe führen nicht zu Resistenzen. Sie werden über Lunge und Nieren ausgeschieden und entfalten dort ihre Wirkung. Da sie bereits im oberen Darmabschnitt ins Blut gelangen, schädigen sie die Darmflora nicht. Da Glucosinolate bei Trocknung des Pflanzenmaterials stark an Wirkung verlieren, ist es wichtig, für diese Tinktur frische Pflanzen zu nutzen.

MEERRETTICH

Der Meerrettich (*Armoracia rusticana*) wird in manchen Gegenden auch Kren genannt. Sie können sich die robuste, ausdauernde Pflanze in den Garten holen. Zubereitungen aus der Wurzel sind als scharfes Gewürz bekannt. Aber die scharfen Inhaltsstoffe haben auch zahlreiche gesundheitsfördernde Wirkungen. Der antibiotisch wirkende Meerrettich stärkt die Abwehrkräfte und hilft bei Husten. Wegen seiner durchblutungsfördernden Wirkung wird er äußerlich bei Muskelschmerzen als Auflage genutzt.

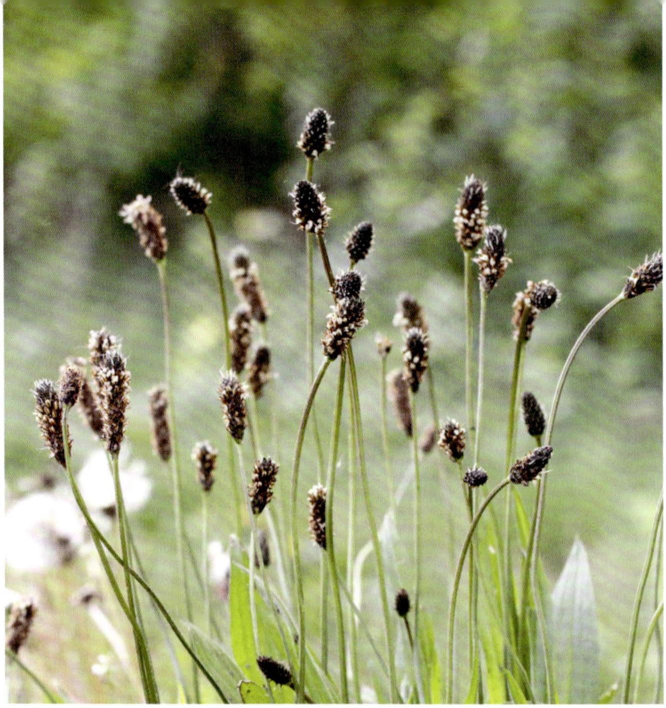

SPITZWEGERICH

Der Spitzwegerich (*Plantago lanceolata*) ist eine sehr verbreitete Wiesenpflanze, neben seinen Verwandten, dem Breit- und dem Mittleren Wegerich. Alle diese Wegericharten galten früher vor allem als Wundheilmittel. Tatsächlich kann der frische Pflanzensaft äußerst hilfreich sein, um Insektenstiche und kleine Hautverletzungen zu lindern.
Als Hustenpflanze ist der Spitzwegerich interessant, weil er reizlindernd und dank des enthaltenen Aucubins auch antibakteriell wirkt. Die antibakterielle Wirkung kommt vor allem bei Zubereitungen aus der frischen Pflanze zum Tragen.

HALSSCHMEICHLER

Meist kommt es bei einer Erkältung zuerst zu einem trockenen Reizhusten. Dieser reizt die Schleimhäute zusätzlich, was durchaus schmerzhaft sein kann. Mithilfe von schleimhaltigen Heilpflanzen wird der Hustenreiz gemildert und die entzündeten Schleimhäute können abheilen.

50 g / 25 g Spitzwegerich (Blatt)
40 g / 20 g Eibisch (Wurzel)
20 g / 10 g Linde (Blüte)
20 g / 10 g Malve (Blüte)
10 g / 5 g Königskerze (Blüte)
Überwiegend 200 ml Ethanol 50 %, 150 ml Glycerin 86 %
Überwiegend 200 ml Ethanol 30 %, 150 ml Glycerin 86 %

Zubereitung der Tinktur nach Grundrezept (ab Seite 36). Damit alle Schleimstoffe in der Tinktur landen, durch ein Sieb abgießen und nicht filtern.

Innerliche Anwendung: Nehmen Sie 3- bis 5-mal täglich 20 / 40 Tropfen in warmem Lindenblütentee ein.

Tipp Trinken Sie den warmen Tee mit der Tinktur schlückchenweise und möglichst häufig, damit die schleimhaltigen Substanzen die wunde Haut im Hals beständig feucht halten und schützen können.
Auch das Lutschen von Pastillen ist sehr hilfreich. Eine schleimhaltige Pflanze, die in Form von Lutschpastillen angeboten wird, ist Isländisches Moos.

HUSTENLÖSER-TROPFEN

Wer kennt es nicht: verschleimte Bronchien? Hier helfen vor allem Heilpflanzen, die den festsitzenden Schleim lösen und das Abhusten erleichtern. Zwei Gruppen von Pflanzeninhaltsstoffen eignen sich hierfür besonders, die ätherischen Öle und die Saponine.

30 g/ 15 g Thymian (Kraut)
10 g Fenchel (Frucht)
5 g Anis (Frucht)
10 g/ 5 g Gänseblümchen (Blüte)
10 g/ 5 g Gundermann (Kraut)
10 g/ 5 g Königskerze (Blüte)
Überwiegend 130 ml Ethanol 60 %, 100 ml Glycerin 86 %
Überwiegend 130 ml Ethanol 40 %, 100 ml Glycerin 86 %

Zubereitung der Tinktur nach Grundrezept (ab Seite 36).

Innerliche Anwendung: Nehmen Sie 3- bis 5-mal täglich 10/ 20 Tropfen in warmem Hustentee ein. Die Zugabe von Honig verbessert nicht nur den Geschmack, sondern auch die hustenlösende Wirkung.

Tipp Folgende Heilpflanzen eignen sich ebenfalls, um den festsitzenden Schleim zu lösen: Andorn, Engelwurz, Schlüsselblume, Süßholz und Veilchen. Sollte Ihnen eine der für die Hustenlöser-Tinktur aufgelisteten Pflanzen fehlen – kein Problem! Sie können sie ohne Weiteres durch eine dieser Pflanzen ersetzen.

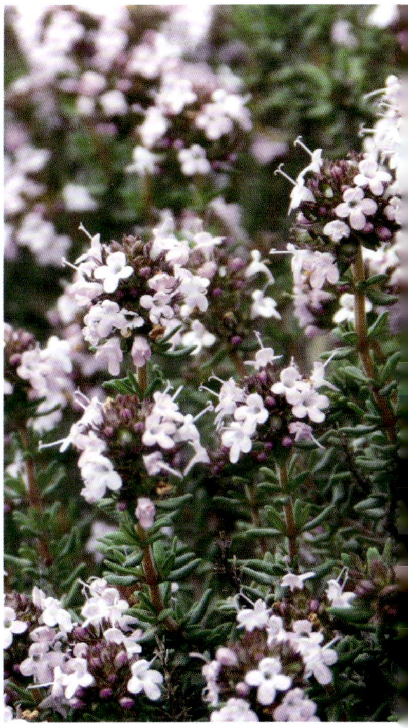

THYMIAN

Der Thymian (*Thymus vulgaris*) gehört zu den Mittelmeerkräutern, die gerne im Kräutergarten kultiviert werden und sich auch in der Küche einen festen Platz erobert haben. Das kleine Lippenblütengewächs ist zudem eine stark wirksame Arzneipflanze mit einem breiten Wirkspektrum: antibakteriell, krampflösend, auswurfs- und verdauungsfördernd. Schon seit Jahrhunderten wird Thymian bei Erkrankungen der Atemwege eingesetzt, was sich in einer alten Volksweisheit spiegelt: „Die nächste Grippe kommt bestimmt, doch nicht zu dem, der Thymian nimmt!“ Die besondere Stärke des Thymians liegt darin, verschleimten wie auch krampfartigen Husten zu lösen.

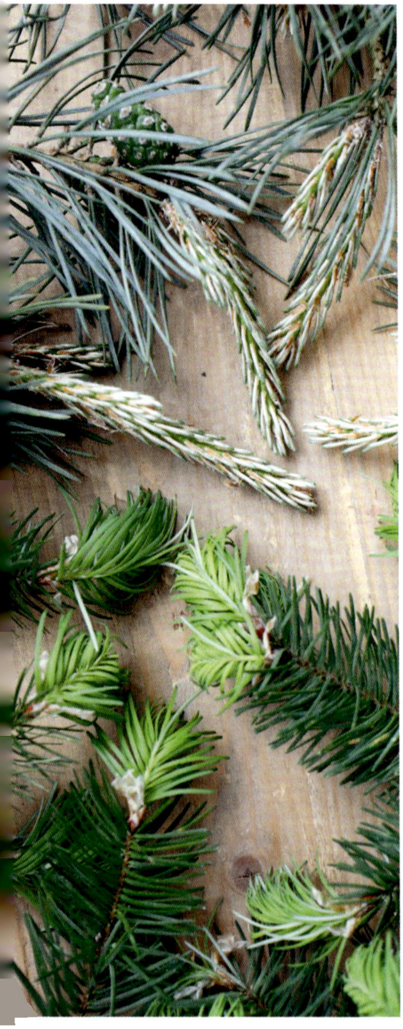

HUSTEN-TINKTUR „WALDLUFT"

Der Duft von Nadelbäumen ist für viele Menschen mit Weihnachten verbunden. Doch in diesem wohligen Duft liegt auch eine kräftige Heilwirkung, die wir uns vor allem bei Erkrankungen der Atemwege nutzbar machen können. Die ätherischen Öle in den Nadeln von Fichten, Tannen und Kiefern stimulieren die Bronchialsekretion und erleichtern das Abhusten des Schleims. Außerdem wirken sie antibakteriell.

20 g Fichte (Sprossen)
20 g Tanne (Sprossen)
20 g Kiefer (Sprossen)
10 g Fichtenharz oder ersatzweise Tannenharz
190 ml Ethanol 70 %

Zubereitung der Tinktur nach Grundrezept (ab Seite 36).

Innerliche Anwendung: Nehmen Sie 3- bis 5-mal täglich **10** / 20 Tropfen in warmem Tee ein. Das Süßen mit etwas Waldhonig verbessert noch die hustenlösende Wirkung.

Tipp Sammeln Sie für diese Tinktur die jungen, hellgrünen Triebe im Mai. Sie enthalten sehr viel Vitamin C. Wenn Sie etwas davon kosten, werden Sie erstaunt sein, dass neben dem typischen Nadelaroma auch zitronige Noten hervorschmecken.
Für Feinschmecker: Verdoppeln Sie das obige Rezept. Fügen Sie dann eine Zuckerlösung aus 60 g Zucker und 80 ml Wasser hinzu und Sie haben nach einem Monat Lagerzeit einen vorzüglichen Waldlikör.

WIE UNTERSCHEIDEN SICH FICHTE UND TANNE?

Die Fichte (*Picea abies*) hat ihre sehr spitzen, im Querschnitt vierkantigen Nadeln rings um den Zweig angeordnet (wie bei einer Flaschenbürste). Die Weißtanne (*Abies alba*) besitzt hingegen flache, breite, biegsame Nadeln, die nicht stechen: „Die Fichte sticht, die Tanne nicht." Außerdem stehen sich Tannennadeln am Zweig meist zweizeilig gegenüber (zumindest an älteren Zweigen). Die Zapfen der Fichte hängen am Baum und fallen als Ganzes herunter, während die Zapfen der Tanne aufrecht auf den Zweigen stehen (wie die Kerzen am weihnachtlichen Tannenbaum) und ihre Samenschuppen einzeln abwerfen.

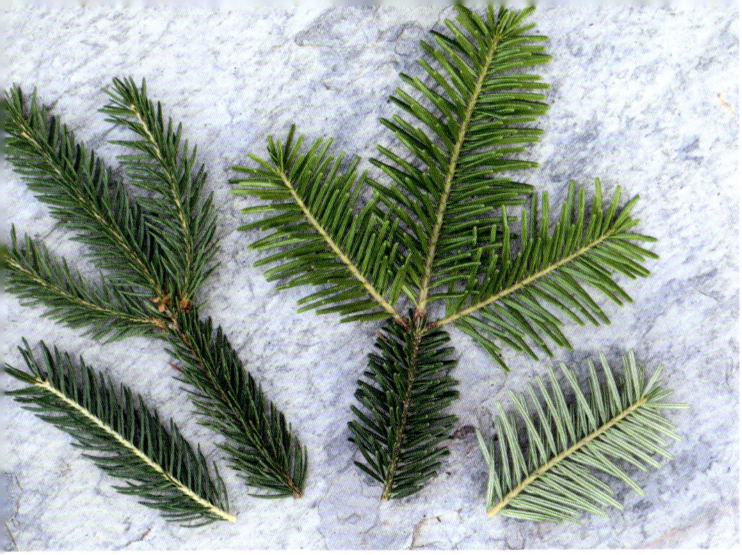

Vergleich Fichte (links), Weißtanne (rechts).

GUTES FÜR DIE BRONCHIEN

Kaum ein Atemwegsinfekt kommt ohne Husten und Bronchitis daher. Meist beginnt es mit einem trockenen Husten, der dann in einen produktiven beziehungsweise „verschleimten" Husten übergeht. Egal, in welchem Stadium sich Ihr Husten befindet, die untenstehende Rezeptur bringt auf jeden Fall Erleichterung.

30 g/ 15 g Pfefferminze (Blatt)
30 g/ 15 g Spitzwegerich (Blatt)
20 g/ 10 g Dost (Kraut)
20 g/ 10 g Quendel (Kraut) oder ersatzweise Thymian (Kraut)
20 g/ 10 g Gänseblümchen (Blüte)
10 g/ 5 g Malven (Blüte)
Überwiegend 320 ml Ethanol 60 %
Überwiegend 320 ml Ethanol 40 % oder Spirituose 38–40 %

Zubereitung der Tinktur nach Grundrezept (ab Seite 36).

Innerliche Anwendung: 3- bis 5-mal täglich 15/ 30 Tropfen in warmen Linden- oder Holunderblüten-Tee geben. Süßen Sie den Tee mit Honig.

Tipp Honig ist nicht nur Süßmittel und leckerer Brotaufstrich, sondern auch ein gutes Hausmittel bei Husten. Seine Inhaltsstoffe wirken nachweislich hustenlindernd. Je dunkler der Honig, desto mehr gesundheitsfördernde Bestandteile enthält er. Süßen Sie Ihren Hustentee aber erst damit, wenn er etwas abgekühlt ist, denn die wertvollen Inhaltsstoffe des Honigs sind hitzeempfindlich.

DOST

Der Dost (*Origanum vulgare*), auch Wilder Majoran genannt, ist eine heimische Origanum-Art. Unsere Vorfahren glaubten, dass diese Pflanze den Teufel und auch Hexen abwehren konnte. Deshalb hing ein Büschel Dost häufig an Fenstern und Türen, um den dämonischen Wesen den Eingang zu versperren. Wir nutzen heute eher seine krankheitsabwehrenden Qualitäten. Die Inhaltsstoffe wirken antibakteriell, krampflösend und hustenlösend. Außerdem gilt der Dost als appetitanregend und verdauungsfördernd, weshalb er auch als Gewürzpflanze genutzt wird.

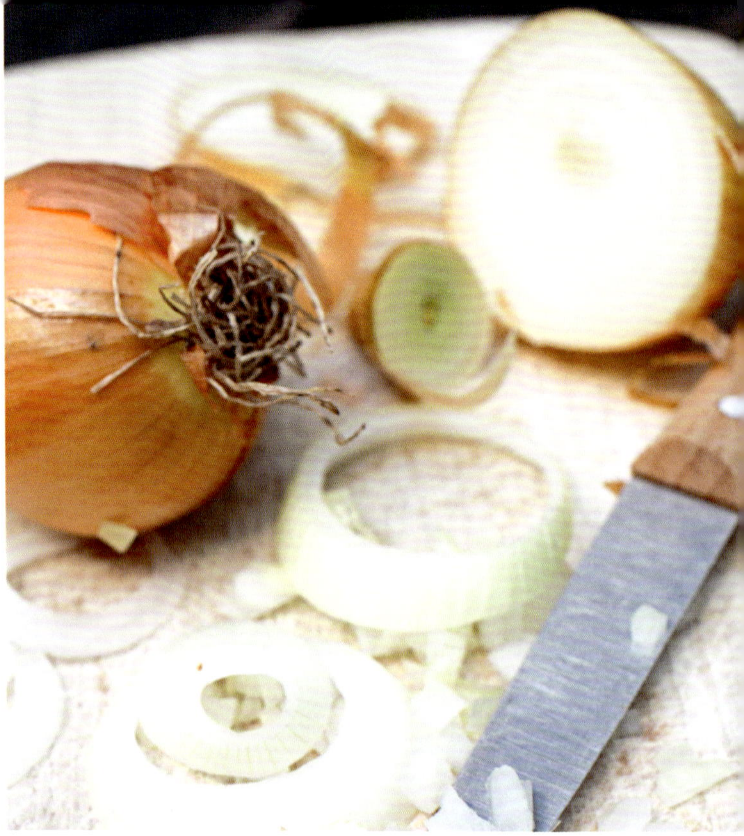

ZWIEBEL
Die Zwiebel (*Allium cepa*) gehört zu den Lauchgewächsen. Wie alle Mitglieder dieser Familie enthält sie schwefelhaltige Verbindungen (Sulfide). Diese werden beim Zerkleinern enzymatisch abgebaut, wobei jene Stoffe freigesetzt werden, die für die Tränen beim Zwiebelschneiden verantwortlich sind. Die Sulfide wirken nicht nur antibiotisch, krampf- und schleimlösend, sondern sie senken auch das LDL-Cholesterin und beugen somit Herz-Kreislauf-Erkrankungen vor.

ZWIEBEL-TROPFEN

In der Volksheilkunde ist die Zwiebel ein Universalmittel, unter anderem auch bei Atemwegserkrankungen. Dabei verwendet man ihren Saft oder auch einen daraus hergestellten Sirup. In Form einer Tinktur können wir die antibakterielle und krampflösende Knolle bei Husten und sehr gut auch begleitend bei Asthma einsetzen.

100 g Küchenzwiebel (Zwiebel)
140 ml Ethanol 60 %, 100 ml Glycerin 86 %

Zubereitung der Tinktur nach Grundrezept (ab Seite 36). Bei dieser Rezeptur genügt allerdings schon eine Auszugszeit von 3–4 Stunden.

Innerliche Anwendung: Nehmen Sie davon 3-mal täglich **1 TL** (etwa 100 Tropfen) ein.

Tipp: Ein berühmtes und hervorragend wirksames Hausmittel ist der Zwiebelwickel bei Ohrenschmerzen. Dazu wird eine Zwiebel kleingehackt, über dem Wasserbad erwärmt und dann in ein Tuch gewickelt und mithilfe eines Stirnbands auf dem Ohr fixiert. Je schärfer die Zwiebel, desto besser die Wirkung!

INFEKTABWEHR-SPRAY

Das Infektabwehr-Spray kann eine beginnende Erkältung abwenden. Es ist aber auch hilfreich, wenn der Infekt schon begonnen hat und sich durch Mandelentzündung, Halsschmerz oder Schluckbeschwerden äußert. Die eingesetzten Pflanzen wirken zudem desinfizierend und zahnfleischstärkend.

50 g / 25 g Zistrose (Kraut)
30 g / 15 g Ringelblume (Blüte)
30 g / 15 g Kamille (Blüte)
7 Tropfen ätherisches Pfefferminzöl
Überwiegend 180 ml Ethanol 70 % und 90 ml Glycerin 86 %
Überwiegend 180 ml Ethanol 60 % und 90 ml Glycerin 86 %

Zubereitung der Tinktur nach Grundrezept (ab Seite 36). Nach dem Abfiltern wird noch das ätherische Öl zugefügt und die Tinktur dann in einen Pumpzerstäuber gefüllt.

Äußerliche Anwendung: Mehrmals täglich 1–2 Sprühstöße aus dem Zerstäuber. Sie können die Tinktur aber auch als Tropfen nutzen und damit gurgeln. Dazu geben Sie 15 / 30 Tropfen in ½ Glas lauwarmes Wasser.

Achtung: **Kinder unter 6 Jahren sollten die Tinktur aufgrund der ätherischen Öle nicht anwenden.**

Tipp Die Zistrose eignet sich durch ihr harziges Aroma für einen kräftigen Tee. Halten Sie es wie die alten Griechen und genießen Sie den mediterranen Tee, der sie zugleich vor Infektionen schützt.

ZISTROSE

Die am Mittelmeer heimische Zistrose (*Cistus incanus*) kann ähnlich wie der Rosmarin bei uns im Weinbauklima überwintern. Im Frühling erfreut sie uns mit ihren zarten, „zerknitterten" Blüten. Ihre harzigen Blätter enthalten reichlich antibakterielle und antiviral wirkende Inhaltsstoffe. Als Heilpflanze ist sie sehr hilfreich bei allen Entzündungen im Mund- und Rachenraum, aber auch bei Erkältungen. Äußerlich wird sie bei Hauterkrankungen eingesetzt. Es lohnt sich, von dieser kräftigen Heilpflanze eine Einzeltinktur für die Hausapotheke herzustellen.

LYMPH-TROPFEN

Wenn Sie mit ständig wiederkehrenden Erkältungen, Schnupfen, Ohrenschmerzen, Mandelentzündungen oder Lymphknotenschwellungen zu tun haben, ist es sinnvoll, das Lymphsystem zu stärken und den Lymphfluss anzuregen. Die Natur hält eine ganze Reihe von Heilpflanzen bereit, die uns dabei unterstützen können.

20 g/ 10 g Eberraute (Kraut)
20 g/ 10 g Ringelblume (Blüte)
10 g/ 5 g Gelber Steinklee (Kraut)
20 g/ 10 g Stinkender Storchschnabel (Kraut)
10 g/ 5 g Wiesenlabkraut (Kraut)
Überwiegend 200 ml Ethanol 60 %
Überwiegend 200 ml Ethanol 40 % oder Spirituose 38–40 %

Zubereitung der Tinktur nach Grundrezept (ab Seite 36).

Innerliche Anwendung: 3-mal täglich **10**/ 20 Tropfen in einer Tasse Tee trinken.

DIE KÖRPEREIGENE „KLÄRANLAGE“

Das Lymphsystem ist ein wichtiger Teil unseres Immunsystems. Man könnte es als körpereigene Kläranlage bezeichnen, die „Schlacken“, Schadstoffe und Krankheitserreger aufnimmt und ausleitet. Deshalb ist es wichtig, dass der Lymphfluss gut funktioniert und die Lymphe in ihrer Reinigungsfunktion unterstützt wird.

EBERRAUTE

Die Eberraute (*Artemisia abrotanum*) ist ein aromatisch duftender Korbblütler. Der fruchtige Duft erinnert manche Menschen an Coca Cola. So süß wie dieses Getränk schmeckt die Pflanze allerdings nicht. Im Gegenteil, man erlebt eine bittere Überraschung. Im Mittelalter nutzte man die alte Heil- und Gewürzpflanze als menstruationsauslösende Arznei. In der Volksmedizin ist sie eine wichtige Pflanze für die Verdauungsorgane. Sie gilt aber auch als traditionelle Heilpflanze für das Lymphsystem und findet dabei vor allem in der Homöopathie Anwendung. Bei einer Studie mit Profi-Eishockeyspielern (Kölner Haie), die mit einer erhöhten Infektanfälligkeit zu kämpfen hatten, erreichte man durch eine Teekur mit Eberraute einen deutlich positiven Effekt auf das Immunsystem.

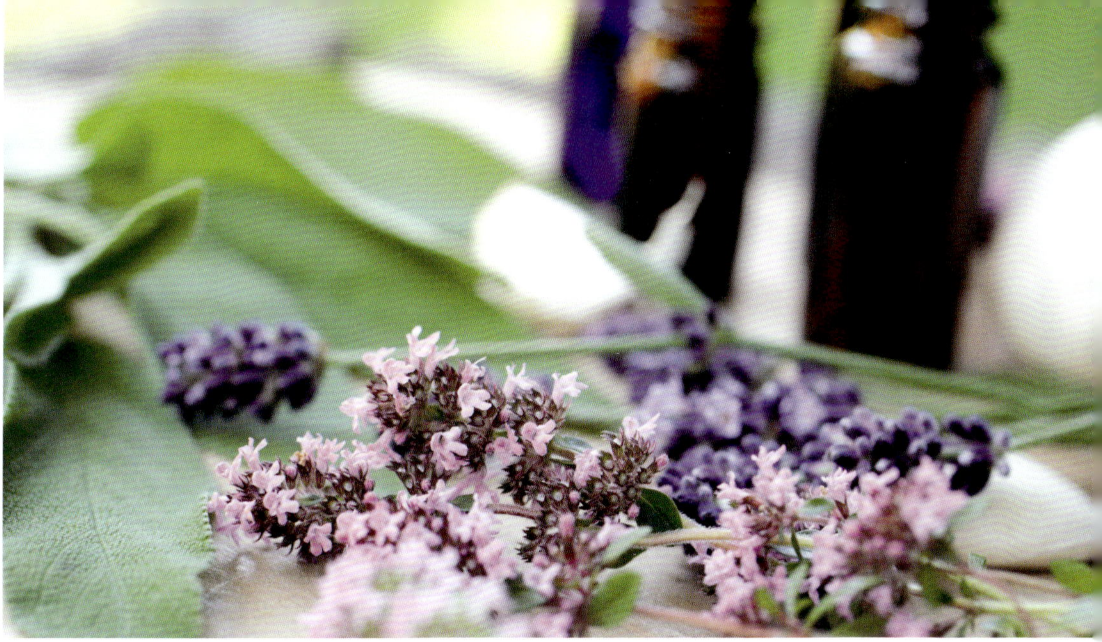

ESSIG DER VIER DIEBE

Dieser Essigauszug galt einst als hilfreich gegen die Pest, in unserem Falle soll er lediglich Erkältungskrankheiten in Schach halten. Das dürfte durchaus gelingen, denn die eingesetzten Pflanzen haben allesamt ein antibiotisches Wirkprofil. Essigauszüge wie dieser eignen sich vorzüglich, um sie in die Ernährung einzubauen, denn man kann sie auch als Würzmittel für Salate nutzen.

- **30 g** Salbei (Blatt)
- **20 g** Thymian (Blatt)
- **20 g** Rosmarin (Blatt)
- **10 g** Lavendel (Blüte)
- **3** Knoblauchzehen (Knolle)

400 ml Weißweinessig

Zubereitung der Tinktur nach Grundrezept Essigtinktur (Seite 47).

Innerliche Anwendung: Nehmen Sie davon 3-mal täglich 30–40 Tropfen oder würzen Sie damit Ihren Salat.

SCHUTZ VOR PEST

Eine französische Legende erzählt, dass im Jahre 1630 in Toulouse vier Diebe Pestkranke plünderten, ohne sich anzustecken. Als sie gefasst wurden, stellte man sie vor die Alternative: entweder Todesstrafe oder Preisgabe des Geheimnisses, wie sie sich vor der Krankheit geschützt hatten. So verrieten sie das Rezept des Essigs, mit dem sie sich wuschen und dessen Duft sie über einen Schwamm einatmeten.

SALBEI

Der Salbei (*Salvia officinalis*) stammt aus dem Mittelmeerraum und kam im 8. Jahrhundert mit den Benediktiner-Mönchen über die Alpen. Aus den Klostergärten fand er rasch Eingang in die Gärten der Bauern. Seine zahlreichen Inhaltsstoffe machen ihn zu einer vielseitig einsetzbaren Heilpflanze: Er hilft uns bei Entzündungen in Mund- und Rachenraum, mindert übermäßige Schweißbildung, ist krampflösend und entblähend. Aufgrund seiner antiseptischen Wirkung ist Salbei auch bei Erkältungskrankheiten äußerst hilfreich.

Gesundheit für die Harnwege

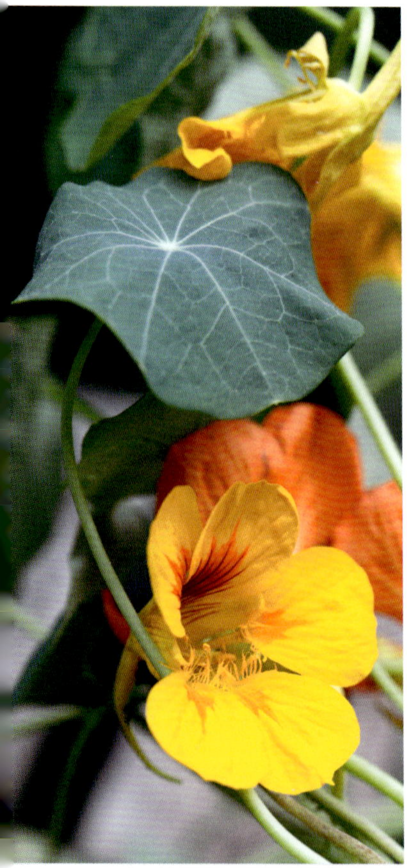

EINZELTINKTUREN FÜR BLASE UND PROSTATA

Harnwegsinfekte können gut mit Heilpflanzen behandelt werden, wenn man rechtzeitig reagiert. Wer häufiger damit Probleme hat, sollte einige hilfreiche Einzeltinkturen im Vorrat herstellen. Auch Männern, denen die Prostata zu schaffen macht, kann mit Pflanzen geholfen werden.

Die wichtigsten Einzeltinkturen:
Bärentraube-Tinktur (Blatt) 30 %
Brennnessel-Tinktur (Blatt) 50 %/ 40 %
Brennnessel-Tinktur (Wurzel) 40 %/ 30 %
Goldruten-Tinktur (Kraut) 60 %/ 40 %
Kapuzinerkresse-Tinktur (Kraut) 70 %
Löwenzahn-Tinktur (Kraut) 50 %/ 40 %

Zubereitung der Tinkturen nach Grundrezept (ab Seite 36). Die Wirkungen der Einzeltinkturen können Sie in der Tabelle ab Seite 138 nachschlagen.

KAPUZINERKRESSE-TINKTUR

Die Kapuzinerkresse (*Tropaeolum majus*) stammt aus Südamerika und kam erst im 16. Jahrhundert nach Europa. Die Pflanze mit dem scharfen Kresse-Aroma ist nicht nur eine bedeutende Heilpflanze, sondern mit ihren großen Blüten auch eine wunderschöne Zierpflanze. Als Wirkstoffe enthält sie vor allem Senfölglykoside, die eine starke antibakterielle Wirkung haben. Dadurch wirkt sie harndesinfizierend und stärkt darüber hinaus die körpereigenen Abwehrkräfte. Sie ist somit bei Harnwegs-, aber auch bei Atemwegsinfekten eine äußerst hilfreiche Heilpflanze. Ihre Wirkstoffe kommen allerdings nur zur Geltung, wenn sie frisch verarbeitet wird. Alle Pflanzenteile (Blätter, Blüten, grüne Samen) sind wirksam und lassen sich aufgrund ihres würzigen Geschmacks ebenso gut in die Ernährung integrieren. Sie können aus den Kapuzinerkresseblüten auch sehr gut einen Essigauszug herstellen und diesen als Salatwürze nutzen (siehe auch Seite 81, Essig der vier Diebe). Das ergibt einen wunderbar leuchtend orangenfarbenen Essig.

BLASEN-TINKTUR, DIE ERSTE

Die empfindlichen Schleimhäute der Harnwege sind anfällig für bakterielle Infektionen. Vor allem Frauen sind davon betroffen. In dieser Tinktur steht die antibakteriell wirkende Bärentraube im Vordergrund, kombiniert mit harntreibenden Pflanzen.

30 g Bärentraube (Blatt)
20 g/ 10 g Birke (Blatt)
20 g/ 10 g Goldrute (Kraut)
Überwiegend 250 ml Ethanol 50 %
Überwiegend 250 ml Ethanol 40 % oder Spirituose 38–40 %

Zubereitung der Tinktur nach Grundrezept (ab Seite 36).

Innerliche Anwendung: Nehmen Sie 3- bis 5-mal täglich 20/ 40 Tropfen in einer Tasse Kamillentee ein. Eine Tinktur mit Bärentraubenblättern sollten Sie nicht länger als 1 Woche anwenden.
Gegenanzeigen: Ödeme infolge eingeschränkter Herz- oder Nierentätigkeit.

Tipp Trinken Sie zusätzlich Cranberry-Saft oder kauen Sie eine Handvoll getrockneter Cranberry-Beeren. Untersuchungen haben gezeigt, dass dadurch eine erneute Blasenentzündung wesentlich seltener vorkommt, da das Anhaften der Bakterien an der Blasenwand verhindert wird. Beachten Sie den Hinweis „Viel trinken“ (Seite 84).

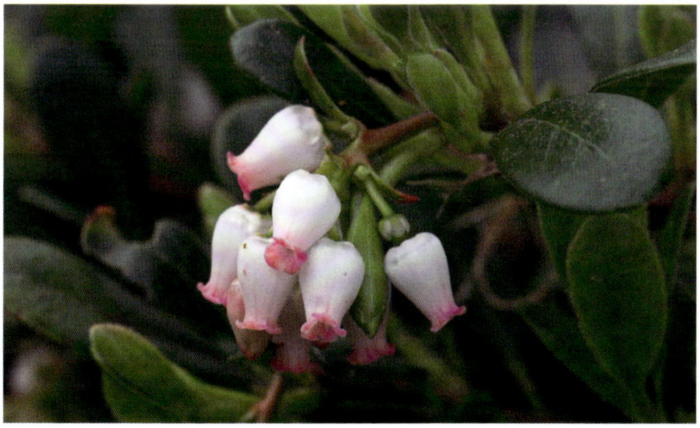

BÄRENTRAUBE
Die Bärentraube (*Arctostaphylos uva-ursi*) gehört zu den Heidekrautgewächsen. Sie gilt in Deutschland als stark gefährdete Art und darf deshalb nicht gesammelt werden. Falls Sie sich die Pflanze in den Garten holen wollen, dann sollten Sie beachten, dass der kleine Strauch, ähnlich wie die verwandte Heidelbeere, nur auf sauren Böden gut wächst. Die Bärentraubenblätter enthalten Inhaltsstoffe (z.B. Arbutin), die im Urin eine antibakterielle Wirkung entfalten.

BLASEN-TINKTUR, DIE ZWEITE

Harnwegsinfekte sind meist bakterieller Natur. Bei unserer Blasen-Tinktur kommen deshalb zum einen antibakteriell wirkende Pflanzen zum Einsatz, die die Harnwege desinfizieren, zum andern harntreibende Heilpflanzen, die die Harnwege durchspülen und somit die Vermehrung der Keime verhindern.

20 g/ 10 g Brennnessel (Blatt)
20 g/ 10 g Löwenzahn (Kraut)
20 g/ 10 g Goldrute (Kraut)
15 g Kapuzinerkresse (Kraut)
15 g Meerrettich (Wurzel)
Überwiegend 220 ml Ethanol 60 %
Überwiegend 220 ml Ethanol 40 % oder Spirituose 38–40 %

Zubereitung der Tinktur nach Grundrezept (ab Seite 36).

Innerliche Anwendung: 3- bis 5-mal täglich 20/ 40 Tropfen in einer Tasse Brennnessel-Tee.
Gegenanzeigen: Ödeme infolge eingeschränkter Herz- oder Nierentätigkeit.

VIEL TRINKEN!
Damit die Durchspülung der Harnwege gut funktioniert, sollten Sie mindestens 2 l Flüssigkeit pro Tag trinken. Möglich sind Wasser, Tee oder verdünnte Obstsäfte. Der dadurch „verdünnte" und vermehrte Harn verhindert erfolgreich die Ausbreitung der Bakterien in den Harnwegen.

Tipp Sorgen Sie für warme Füße! Kalte Füße können die Abwehr schwächen, weil die Durchblutung in der Harnwegsregion reflektorisch verringert wird. Dadurch wird eine Harnwegsentzündung begünstigt. Sehr hilfreich sind ansteigende Fußbäder, wobei die Temperatur innerhalb von 15 Minuten von 33 °C auf 40 °C erhöht wird.

GOLDRUTE
Die heimische Goldrute (*Solidago virgaurea*) findet man häufig in lichten Wäldern und an Waldrändern. Es gibt aber noch zwei Einwanderer aus Nordamerika, denen man wesentlich häufiger begegnet: die Kanadische Goldrute und die Riesengoldrute. Auch diese beiden können als Heilpflanze verwendet werden.
Die heimische Goldrute ist die Blasenpflanze schlechthin, da sie zwei äußerst wichtige Wirkprinzipien vereint: Sie wirkt harntreibend und zugleich antibakteriell.

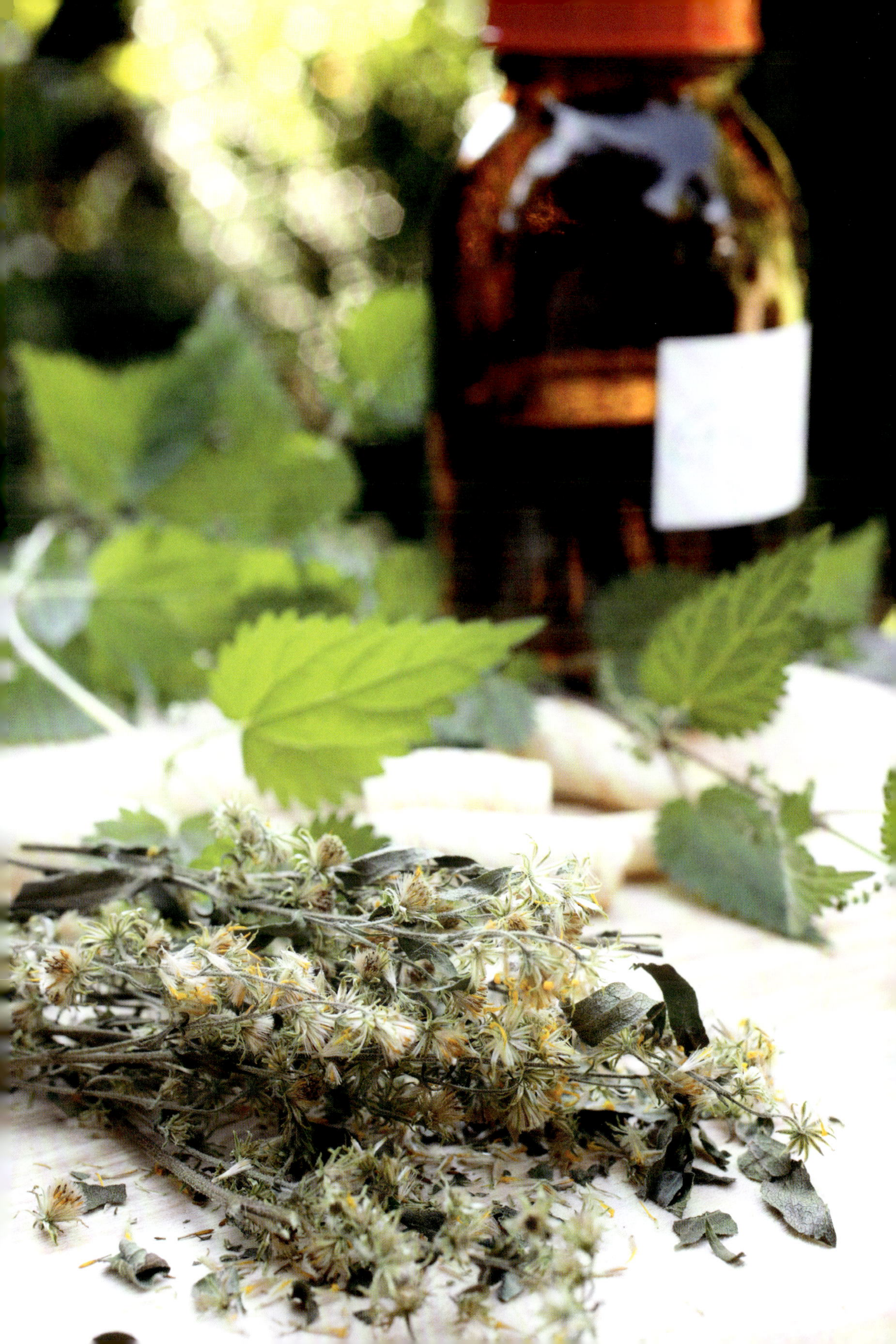

WASSER MARSCH!

Diese Mischung eignet sich für die Durchspülungstherapie bei Harnwegsinfekten, was durch antibakterielle Medizin (z.B. Seite 73)ergänzt werden sollte. Außerdem aktivieren die enthaltenen Pflanzen den Stoffwechsel und entgiften den Organismus. Deshalb kann die Tinktur auch sehr gut zur Ausleitung (Seite 132ff.), zu Frühjahrskuren, aber auch bei Hauterkrankungen und rheumatischen Beschwerden eingesetzt werden.

30 g/ 15 g Birke (Blatt)
20 g/ 10 g Brennnessel (Blatt)
20 g/ 10 g Löwenzahn (Kraut)
20 g/ 10 g Petersilie (Wurzel) oder ersatzweise Liebstöckel (Wurzel)
10 g/ 5 g Goldrute (Kraut)
Überwiegend 250 ml Ethanol 50 %
Überwiegend 250 ml Ethanol 40 % oder Spirituose 38–40 %

Zubereitung der Tinktur nach Grundrezept (ab Seite 36).

Innerliche Anwendung: 3-mal täglich **15**/ 30 Tropfen in Brennnessel-Tee einnehmen.
Gegenanzeigen: Ödeme infolge eingeschränkter Herz- oder Nierentätigkeit.

VIEL TRINKEN!
Bitte beachten Sie den Hinweis auf Seite 84.

Tipp Viele stoffwechselanregende und harntreibende Pflanzen eignen sich vorzüglich für die Wildkräuterküche: Brennnessel, Giersch, Labkraut, Löwenzahn und Wiesenschaumkraut. Hier verbindet sich Heilkunde mit Genuss, nach dem Motto des antiken Arztes Hippokrates: „Eure Nahrung soll euer Heilmittel sein."

BIRKE
Die Birke (*Betula pendula*) hat eine uralte Tradition als Frühlingsbaum. Reste des alten Volksglaubens rund um die Birke finden sich noch am 1. Mai, wo unsere Vorfahren den Frühling und die Fruchtbarkeit der Natur feierten. Die jungen Birkenblätter sind eine klassische Zutat zu den sogenannten „Blutreinigungstees". Aufgrund der harntreibenden und entzündungshemmenden Wirkung helfen Birkenzubereitungen bei Harnwegserkrankungen, Hautleiden und rheumatischen Erkrankungen.

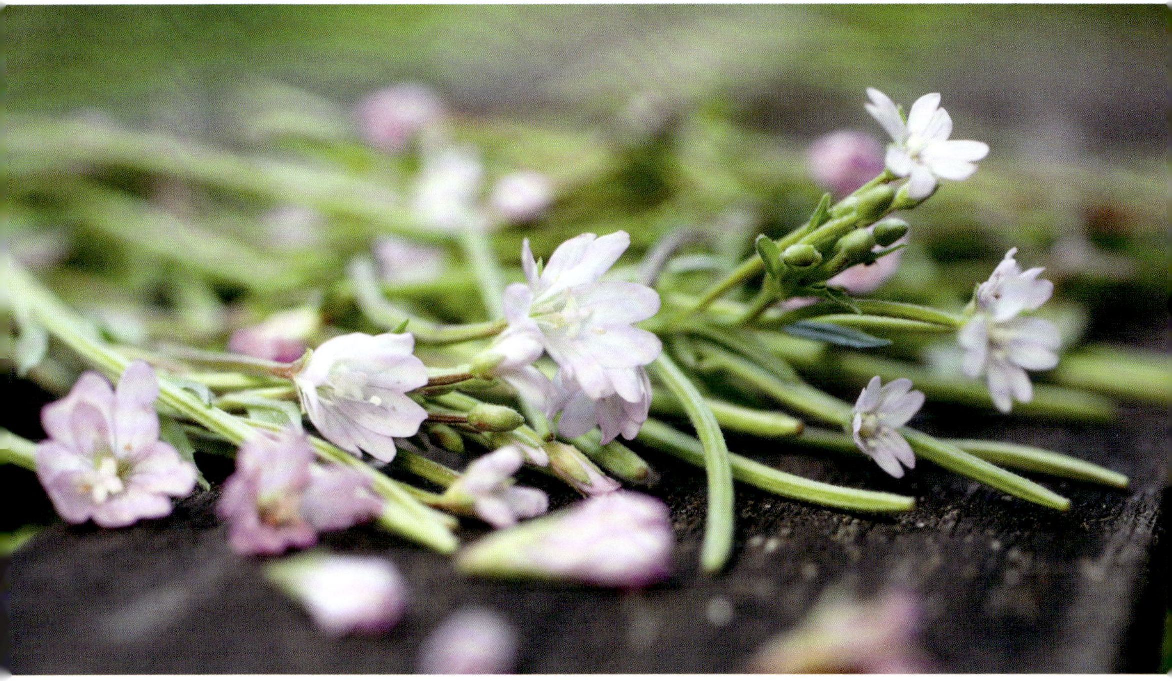

MANNOMANN!

Die gutartige Vergrößerung der Prostata beschäftigt die meisten Männer über 50. Häufiger Harndrang und nächtliche Gänge zur Toilette sind typische Beschwerden. Auch hier bieten verschiedene Heilpflanzen Hilfe, um die Symptome zu lindern.

80 g / 40 g Brennnessel (Wurzel)
40 g / 20 g Weidenröschen (Kraut)
Überwiegend 300 ml Ethanol 50 %
Überwiegend 300 ml Ethanol 40 % oder Spirituose 38–40 %

Zubereitung der Tinktur nach Grundrezept (ab Seite 36).

Innerliche Anwendung: 3-mal täglich 15 / 30 Tropfen in etwas Flüssigkeit einnehmen.
Die Dauer der Einnahme sollte mindestens 3 Monate betragen, Sie können die Tinktur aber auch als Langzeittherapie anwenden.

Tipp Knabbern Sie regelmäßig die blasenstärkenden Kürbiskerne. Sie eignen sich auch sehr gut, um damit Salate zu verfeinern, besonders wenn sie leicht angeröstet werden. Oder nutzen Sie regelmäßig Kürbiskernöl in der Küche. Am wirksamsten sind die dunkelgrünen Kerne des steirischen Ölkürbis.

BRENNNESSEL
Die Brennnessel (*Urtica dioica*) ist den meisten Menschen bekannt, wenn auch eher wegen ihrer unangenehmen Brennhaare. In der Heilkunde nutzt man vor allem die harntreibenden, entzündungshemmenden und stoffwechselanregenden Blätter. Die Wurzeln sind bekannt dafür, dass sie bei der Benignen Prostatahyperplasie (BPH), einer gutartigen Vergrößerung der Prostata, die Beschwerden lindern können.

Wenn die Bewegung schmerzt

EINZELTINKTUREN FÜR RHEUMATISCHE ERKRANKUNGEN UND SPORTVERLETZUNGEN

Rheumatische Erkrankungen sind ein Sammelbegriff für Schmerzen in Gelenken, Muskeln und Sehnen. Dazu gehören beispielsweise Arthritis, Arthrose und Gicht. In leichteren Fällen können Pflanzentinkturen die Beschwerden erfolgreich lindern. Auch Prellungen und Zerrungen, die oft beim Sport vorkommen, lassen sich damit behandeln. Es lohnt sich also, von den wichtigsten Pflanzen Einzeltinkturen herzustellen.

Die wichtigsten Einzeltinkturen:
Arnika-Tinktur (Blüte) 70 %/ 50 %
Brennnessel-Tinktur (Blatt) 50 %/ 40 %
Mädesüß-Tinktur (Blüte, Kraut) 60 %/ 40 %
Günsel-Tinktur (Kraut) 50 %/ 30 %
Rosmarin-Tinktur (Blatt) 70 %/ 50 %
Weiden-Tinktur (Rinde) 60 %/ 40 %

Zubereitung der Tinkturen nach Grundrezept (ab Seite 36). Die Wirkungen der Einzeltinkturen können Sie in der Tabelle ab Seite 138 nachschlagen.

ARNIKA-TINKTUR
Da die Arnika (*Arnica montana*) in den meisten Gegenden unter Naturschutz steht und deshalb nicht gesammelt werden darf, lohnt es sich, die hübsche Bergpflanze in den Garten zu holen. Dabei ist unbedingt darauf zu achten, dass sie in nährstoffarme und saure Erde (pH-Wert 5,5) gepflanzt wird. Sonst verschwindet sie recht schnell wieder.
Die Arnikatinktur eignet sich hervorragend für die äußerliche Behandlung von rheumatischen Muskel- und Gelenkschmerzen sowie von Prellungen, Quetschungen und Zerrungen. Die Inhaltsstoffe wirken vor allem schmerzlindernd und entzündungshemmend. Für Arnikaauflagen oder -umschläge verdünnen Sie 1 EL Tinktur in 100 ml Wasser.

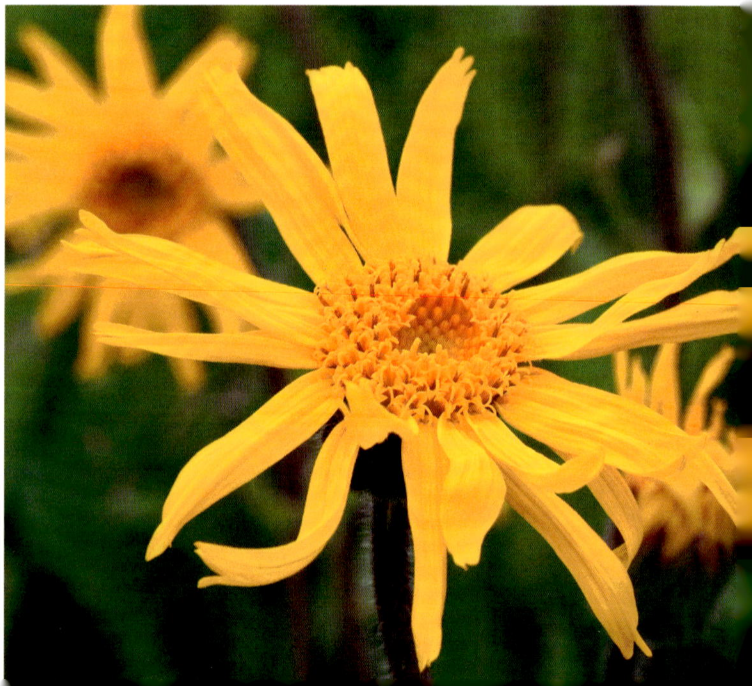

WEIDEN-TINKTUR

Die Weiden-Tinktur ist aufgrund ihrer schmerzstillenden und entzündungshemmenden Wirkung eine sehr wichtige Einzeltinktur bei Rückenschmerzen und rheumatischen Beschwerden – sozusagen das Basismittel zur Schmerzbehandlung. Die Wirkung setzt allerdings erst nach 2–3 Stunden ein, da das enthaltene Salicin erst im Körper langsam zur wirksamen Salicylsäure umgewandelt wird. Dafür hält die Wirkung aber auch für 12 Stunden an.

80 g / 40 g Weide (Rinde)
Überwiegend 200 ml Ethanol 60 %
Überwiegend 200 ml Ethanol 40 %

Zubereitung der Tinktur nach Grundrezept (ab Seite 36).

Innerliche Anwendung: 3-mal täglich 15 / 30 Tropfen in etwas Flüssigkeit einnehmen. Bei starken Schmerzen 3- bis 5-mal täglich 20 / 40 Tropfen Tropfen.

WEIDE

Die feuchtigkeitsliebenden Weiden (*Salix* spec.) sind an Ufern und in Auwäldern oft anzutreffen. Bei uns sind über 30 Arten heimisch, wovon die Purpur-Weide (*S. purpurea*), die Reifweide (*S. daphnoides*) und die Bruchweide (*S. fragilis*) am häufigsten für medizinische Zwecke genutzt werden. Es enthalten jedoch alle Weidenarten das wirkungsbestimmende Salicin. Dieser Stoff sitzt vor allem in der Rinde der jungen Zweige, die im ersten oder zweiten Jahr geerntet und geschält werden. Die grüne Rinde ist leicht abzuschälen. Das Salicin diente als Vorbild für die im Jahre 1897 gelungene Synthese der Acetylsalicylsäure (ASS), die als „Aspirin“ weltberühmt wurde.
Die Weide wird von alters her nicht nur bei Schmerzen eingesetzt, sondern auch als fiebersenkendes Mittel bei Erkältungskrankheiten. Bei einer Überempfindlichkeit gegen Salicylate sollten Sie Weidenpräparate nicht anwenden.

TINKTUR BEI SCHMERZEN UND ENTZÜNDUNGEN

Unsere Schmerz-Tinktur kombiniert entzündungshemmende und schmerzlindernde Heilpflanzen. Sie eignet sich sehr gut für akute und subakute (länger als 6 Wochen andauernde) Schmerzen wie etwa Hexenschuss oder Reizung des Ischiasnervs. Sie können die Tinktur aber auch bei allen schmerzhaften Rücken- und Gelenkbeschwerden einsetzen.

20 g/10 g Pappel (Rinde – junge Zweige schälen)
10 g/5 g Eschen (Rinde – junge Zweige schälen)
10 g/5 g Mädesüß (Blüte)
10 g/5 g Goldrute (Kraut)
Überwiegend 125 ml Ethanol 60 %
Überwiegend 125 ml Ethanol 40 % oder Spirituose 38–40 %

Zubereitung der Tinktur nach Grundrezept (ab Seite 36).

Innerliche Anwendung: 3-mal täglich **15**/30 Tropfen in etwas Flüssigkeit einnehmen. Bei starken Schmerzen 3- bis 5-mal täglich **20**/40 Tropfen. Eine Einnahme über mehrere Wochen hinweg ist möglich.

Tipp Kombinieren Sie die Tropfeneinnahme äußerlich mit Einreibungen (Seite 92f.). Pflanzliche Schmerzmittel müssen generell ziemlich hoch dosiert werden, weshalb die obige Dosierungsangabe höher ist als die sonst übliche Tinkturendosierung (Seite 44f.).

PAPPEL
Die Pappeln (*Populus* spec.) enthalten wie die verwandten Weiden das entzündungshemmende und schmerzstillende Salicin, woraus sich im Körper die aspirinähnliche Salicylsäure bildet. Dessen Wirkung war bereits im Mittelalter bekannt, weshalb Pappelrinde und -blätter bei rheumatischen Schmerzen eingesetzt wurden. Eine sehr lange Tradition haben auch Salben aus den frischen Pappelknospen gegen Entzündungen der Haut. Dafür werden die Knospen im Frühjahr (Februar/März) gesammelt.

RHEUMA-TROPFEN

Unsere Rheuma-Tropfen kommen bei chronischen Beschwerden zum Einsatz. Die Heilpflanzen regen den Stoffwechsel an, „entgiften“ den Organismus und wirken langfristig schmerzlindernd und entzündungshemmend. Eine Einnahme über mehrere Wochen ist deshalb für den Therapieerfolg wichtig.

30 g/ 15 g Günsel (Kraut)
20 g/ 10 g Giersch (Blatt)
20 g/ 10 g Brennnessel (Blatt)
20 g/ 10 g Birke (Blatt)
Überwiegend 220 ml Ethanol 50 %
Überwiegend 220 ml Ethanol 40 % oder Spirituose 38–40 %

Zubereitung der Tinktur nach Grundrezept (ab Seite 36).

Innerliche Anwendung: 3-mal täglich 15/ 30 Tropfen in etwas Flüssigkeit einnehmen.

Tipp Kombinieren Sie die Tropfeneinnahme mit einer Frischpflanzensaft-Kur, entweder aus selbst gesammelten Pflanzen oder aus gekauften Presssäften. Dazu eignen sich besonders Birken-, Brennnessel- und Löwenzahnsaft. Ausscheidungsfördernde Pflanzen sind eine wichtige Säule bei der Behandlung rheumatischer Beschwerden.

HAGEBUTTEN GEGEN ARTHROSE

Der dänische Bauer Erik Hansen machte in den 1980er-Jahren eine verblüffende Zufallsentdeckung: Nach dem Genuss von Hagebutten-Mus verbesserten sich seine starken Arthrose-Beschwerden. Er begann daraufhin mit der gewerblichen Produktion und dem Verkauf von Hagebuttenpulver. Inzwischen wurde festgestellt, dass für die entzündungshemmende Wirkung die in der Hagebutte vorhandenen Galaktolipide und Triterpene verantwortlich sind.

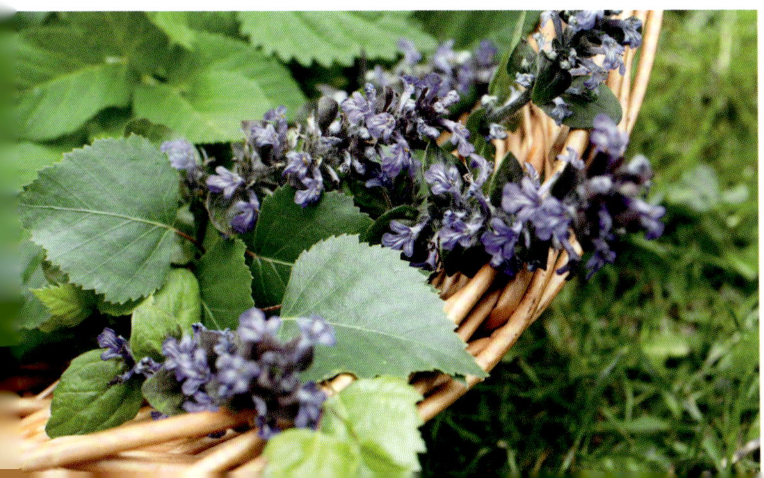

GÜNSEL

Der Kriechende Günsel (*Ajuga reptans*) ist eine häufig vorkommende Wiesenpflanze. Im Mittelalter war der blaue Lippenblütler sehr berühmt wegen seiner wundheilenden und schmerzlindernden Wirkung. Er enthält in seinen Blättern und Blüten zahlreiche bitter schmeckende Iridoide, die entzündungshemmend und schmerzstillend wirken. Die gleichen Stoffe enthält eine weitere wichtige Rheumapflanze, nämlich die Afrikanische Teufelskralle.

RHEUMA-EINREIBUNG

Die innerliche Behandlung von Rheumatischen Schmerzen können Sie immer äußerlich unterstützen. Unsere Einreibung enthält durchblutungsfördernde, entzündungshemmende, abschwellende und schmerzstillende Heilpflanzen. Mit dieser Kombination werden verkrampfte Muskeln gelockert, die Durchblutung gefördert und die Gelenke somit wieder beweglicher.

20 g Arnika (Blüte)
20 g/ 10 g Rosmarin (Blatt)
15 g/ 7,5 g Zitronenverbene (Blatt)
7,5 g Wacholder (Frucht)
15 g Ingwer (Wurzelstock)
5 Tropfen ätherisches Rosmarinöl
Überwiegend 200 ml Ethanol 80 %, 60 ml Glycerin 86 %
Überwiegend 200 ml Ethanol 50 %, 60 ml Glycerin 86 %

Zubereitung der Tinktur nach Grundrezept (ab Seite 36).

Äußerliche Anwendung: Nutzen Sie die Tinktur verdünnt (1:5) für Umschläge und Kompressen. Die Einreibung kann auch pur aufgetragen und einmassiert werden.

Tipp Sehr wohltuend sind auch Einreibungen mit Johanniskrautöl. Dieses sogenannte Rotöl können Sie selbst ansetzen. Ernten Sie frisches Johanniskraut, und zwar erst, wenn die Blüte dem Ende entgegengeht. Achten Sie darauf, dass nicht nur Blüten in das Öl kommen, sondern auch Blätter und grüne Samenkapseln. Das Johanniskraut wird mit Olivenöl übergossen und 10 Tage ausgezogen. Anschließend abseihen und in ein dunkles Glas füllen.

ROSMARIN

Der Rosmarin (*Salvia rosmarinus*) kommt ursprünglich aus dem Mittelmeerraum, ist aber schon seit Jahrhunderten ein gern gesehener Gast in unseren Gärten. Seine Heilwirkung ist sehr vielseitig: Er fördert die Verdauung, steigert die Konzentration und regt den Kreislauf an. Uns interessiert vor allem seine durchblutungsfördernde Wirkung bei der äußeren Anwendung zur Linderung von Muskelschmerzen und rheumatischen Beschwerden.

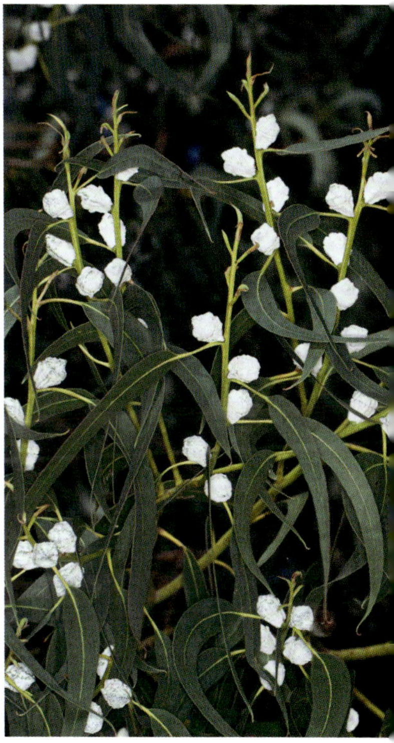

EINS-ZWEI-DREI, SCHMERZ VORBEI!

Bei dieser Einreibung steht der kühlende und rasch schmerzstillende Effekt im Vordergrund. Sie können die Tinktur auch in einen Pumpzerstäuber füllen und als „Schmerz-Spray“ bei Sportverletzungen (Verstauchungen, Prellungen oder Quetschungen) nutzen.

25 g Arnika (Blüte)
30 g / 15 g Thymian (Blatt)
30 g / 15 g Pfefferminze (Blatt)
30 g / 15 g Rosmarin (Blatt)
15 Tropfen ätherisches Pfefferminzöl
5 Tropfen ätherisches Rosmarinöl
5 Tropfen ätherisches Eukalyptusöl
Überwiegend 260 ml Ethanol 80 %, 80 ml Glycerin 86 %
Überwiegend 260 ml Ethanol 50 %, 80 ml Glycerin 86 %

Zubereitung der Tinktur nach Grundrezept (ab Seite 36).

Äußerliche Anwendung: Nutzen Sie die Tinktur verdünnt (1:5) für Wickel und Kompressen. Die Einreibung kann auch pur aufgesprüht werden.

Tipp Bei akut entzündlichen Gelenkerkrankungen oder auch bei Sportverletzungen ist eine Quarkauflage hilfreich. Mischen Sie 1 TL der obigen Tinktur unter etwas Quark und bestreichen Sie damit eine Kompresse messerrückendick. Stellen Sie daraus ein Päckchen her, legen es auf die betroffene Stelle und fixieren es mit einer Mullbinde. Nach 15–30 Minuten abnehmen. Sie werden feststellen: Quark hat nicht nur eine kühlende, sondern auch eine entzündungshemmende und abschwellende Wirkung.

WICKEL ODER KOMPRESSE?

Groß ist der Unterschied nicht. Mit beiden wird ein heilsames Öl, eine Tinktur oder ein Pflanzenbrei, in Tücher „verpackt“, dem Körper aufgelegt und so die Wirkstoffe langsam über die Haut zugeführt.

Beim Wickel wird ein Körperteil (Arm, Bein, Knie, Fuß) mit einem oder mehreren Tüchern umwickelt.

Bei der Kompresse wird ein getränktes Tuch auf eine bestimmte Körperpartie (Bauch, Brust) aufgelegt.

EUKALYPTUS

Der aus Australien stammende Eukalyptusbaum (*Eucalyptus globulus*) tut nicht nur den Koalabären gut, die sein Laub verspeisen. Das ätherische Öl seiner Blätter ist hilfreich als Einreibung bei Muskelschmerzen und rheumatischen Beschwerden. Wegen seiner antiseptischen und schleimlösenden Wirkung nutzt man es auch bei Atemwegserkrankungen.

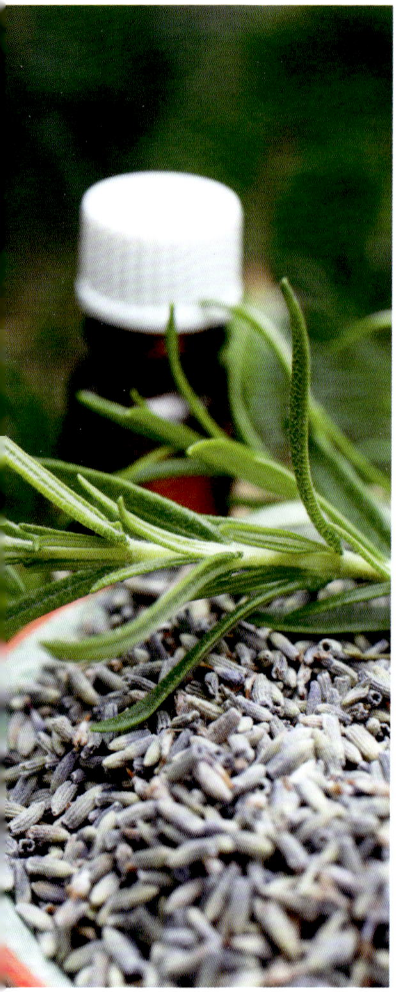

FRANZBRANNTWEIN

Der Franzbranntwein ist ein traditionelles durchblutungsförderndes Einreibemittel, das sich hervorragend bei Muskel- und Gelenkschmerzen, bei Muskelkater und schweren Beinen, bei Zerrungen, Prellungen sowie für Sportmassagen eignet.

40 g/ 20 g Rosmarin (Blatt)
40 g/ 20 g Fichte (Sprossen)
20 g/ 10 g Lavendel (Blüte)
20 Tropfen ätherisches Pfefferminzöl
20 Tropfen ätherisches Rosmarinöl
40 Tropfen ätherisches Latschenkieferöl
30 Tropfen ätherisches Fichtennadelöl
10 Tropfen ätherisches Lavendelöl
Überwiegend 210 ml Ethanol 80 %, 50 ml Glycerin 86 %
Überwiegend 210 ml Ethanol 50 %, 50 ml Glycerin 86 %

Zubereitung der Tinktur nach Grundrezept (ab Seite 36). Die ätherischen Öle werden erst nach dem Abfiltern zugefügt.

Äußerliche Anwendung: Den Franzbranntwein sanft einmassieren. Vermeiden Sie dabei den Kontakt mit Schleimhäuten, Augen und offenen Wunden. Waschen Sie sich nach der Anwendung die Hände.

HEILSAMER SCHNAPS

Der Begriff Franzbranntwein geht auf das 17. Jahrhundert zurück. Damals bezeichnete man einen aus Wein hergestellten Branntwein als Franz(ösischen) Branntwein, da die berühmtesten Branntweine aus Frankreich stammten. Die ältesten Rezepturen, nach denen man daraus ein Heiltonikum machte, basierten meist auf Fichtensprossen. Für die Selbstherstellung eignen sich besonders gut die jungen, hellgrünen Fichtentriebe im Frühjahr.

FICHTE

Die jungen Frühlingstriebe der Fichte (*Picea abies*) enthalten reichlich ätherisches Öl. Daraus hergestellte Zubereitungen wirken nicht nur durchblutungsfördernd, sondern auch schleimlösend bei Husten (Seite 76). Das Harz der Fichte wurde früher als Ersatz für den teuren Weihrauch genutzt.

BRENNNESSELGEIST

Brennnesselgeist ist ein altes Hausmittel zur Schmerzlinderung bei Arthritis. Diese entzündliche Gelenkerkrankung geht oft einher mit Schwellung, Rötung und Überwärmung. Hinzu kommen Schmerzen, die vor allem durch Bewegung intensiviert werden.

80 g Brennnessel (Blatt)
25 Tropfen ätherisches Pfefferminz- oder Kampferöl
200 ml Ethanol 80 %

Zubereitung der Tinktur nach Grundrezept (ab Seite 36). Das ätherische Öl wird erst nach dem Abfiltern zugefügt.

Äußerliche Anwendung: Bei schmerzenden, entzündeten Gelenken pur als Einreibung oder verdünnt (1:5) für Umschläge.

Tipp Besonders wirksam sind kalte Umschläge mit Brennnesselgeist bei Überwärmung, Schwellung und Schmerzen: Verdünnen Sie den Brennnesselgeist 1:5 mit kaltem Wasser. Tränken Sie damit ein Tuch und wringen es so aus, dass es noch sehr feucht ist. Legen Sie es nun um das betroffene Gelenk, bedecken es mit einem weiteren Tuch und lassen es 30 Minuten einwirken. Die tiefenwirksame Kühlung bewirkt eine Abschwellung. Wärmeanwendungen hingegen bringen bei Entzündungen keinen positiven Effekt, es kann dadurch sogar zur Verschlimmerung der Beschwerden kommen.

URTIKATION

Die Brennnessel (*Urtica dioica*) ist unliebsam bekannt für die schmerzhafte Berührung mit ihren Brennhaaren. Für folgende Radikalkur bei Arthrose (aber nicht bei der entzündlichen Arthritis) wird jedoch ausgerechnet die Brennwirkung benötigt. Die „Mutprobe" wird am Ende mit einer spürbaren Schmerzerleichterung belohnt. Schlagen Sie sich an drei aufeinanderfolgenden Tagen einmal täglich mit frischen Brennnesseln auf die schmerzende Stelle, sodass es dort zur Rötung kommt. Nach Abklingen des Brennens werden Sie eine angenehme Besserung verspüren. Während der Behandlung den betroffenen Bereich nicht waschen, weil sonst das Wärmegefühl zu einem unangenehmen Brennen wird. Nach 3 Tagen Pause können Sie die Urtikation wiederholen.

DAS WASSER DER KÖNIGIN VON UNGARN

Die berühmteste Tinktur des Mittelalters war der Königin Elisabeth von Ungarn (1305–1380) gewidmet. Eine Legende um ihre Person (siehe Kasten), machte das Destillat zu einem Geheimtipp, dem man zutraute, verjüngend zu wirken. Das „Anti-Aging-Mittel" kann uns heute als belebendes und hautstraffendes Gesichtswasser, aber auch als edle und wohlduftende Einreibung bei Muskel- und Gelenkschmerzen dienen.

60 g/ 30 g Rosmarin (Blatt)
20 g/ 10 g Lavendel (Blüte)
10 g/ 5 g Pfefferminze (Kraut)
10 g/ 5 g Dost (Kraut)
8 Tropfen ätherisches Rosmarinöl
4 Tropfen ätherisches Pfefferminzöl
4 Tropfen ätherisches Lavendelöl
150 ml Rosenwasser (Hydrolat)
Überwiegend 240 ml Ethanol 80 %
Überwiegend 240 ml Ethanol 60 %

Zubereitung der Tinktur nach Grundrezept (ab Seite 36). Die ätherischen Öle und das Rosenwasser erst nach dem Abfiltern zufügen.

Äußerliche Anwendung: Nutzen Sie die Tinktur verdünnt (1:1) für Umschläge und Einreibungen bei Muskel- und Gelenkbeschwerden. Für die Gesichtsreinigung geben Sie die Tinktur 1:5 mit Wasser verdünnt auf einen Wattebausch.

EINE LEGENDE ALS MARKETING-STRATEGIE

Die 72-jährige, sehr gebrechliche Königin von Ungarn erhielt von einem Eremiten eine Wundermedizin. Sie nahm das Wasser innerlich ein und wusch sich außerdem täglich damit. Innerhalb kürzester Zeit gesundete die alte Regentin nicht nur, sondern sie verjüngte sich dermaßen, dass der junge König von Polen um ihre Hand anhielt. Sie lehnte jedoch die Hochzeit ab und begab sich ins Kloster, hielt sie doch den Eremiten, der ihr das wohltätige Elixier gab, für einen von Christus gesandten Engel. Mit dieser Marketing-Geschichte wurde das „Wasser der Königin von Ungarn" im 16. und 17. Jahrhundert ein unglaublicher Erfolg.

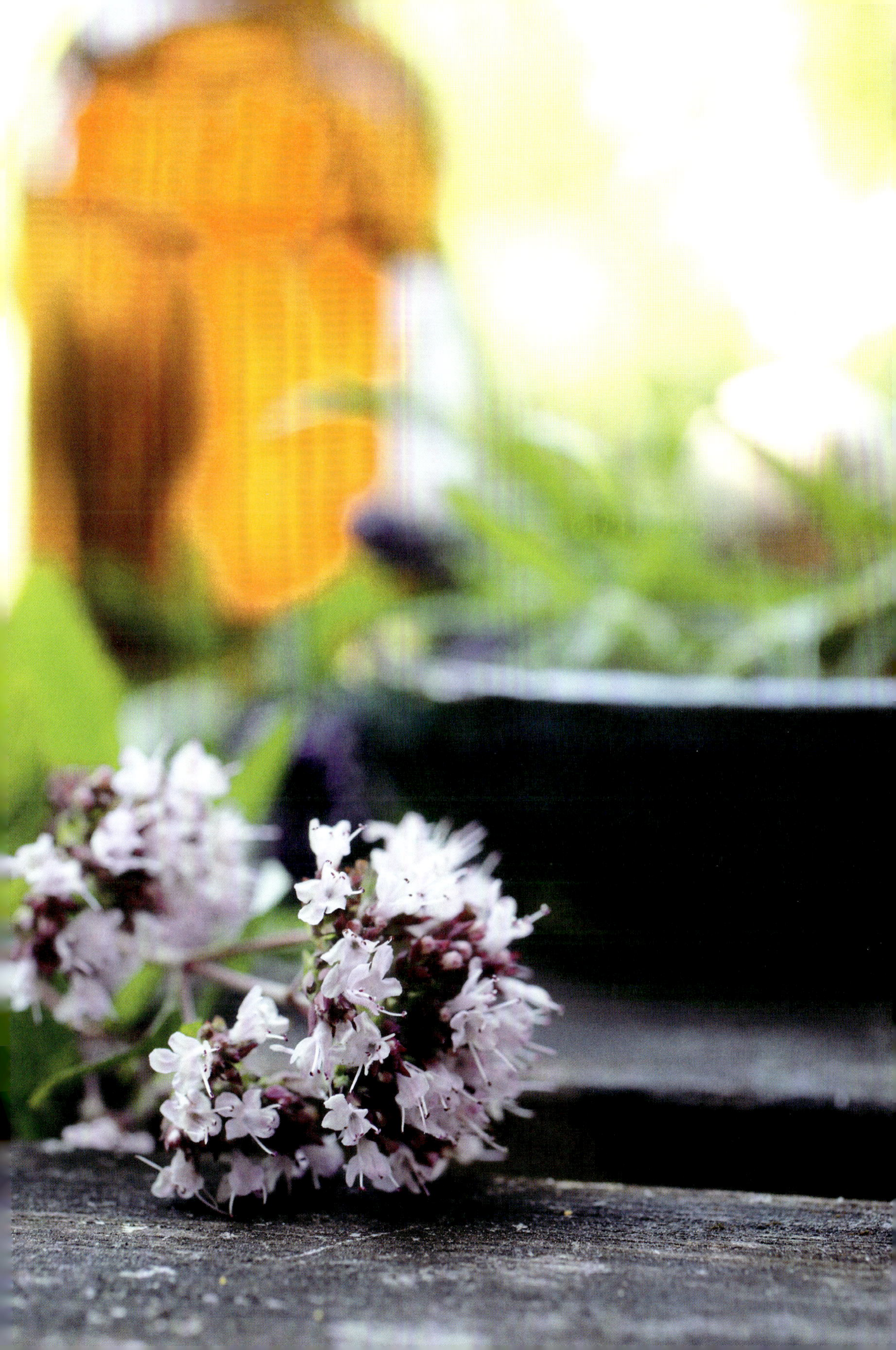

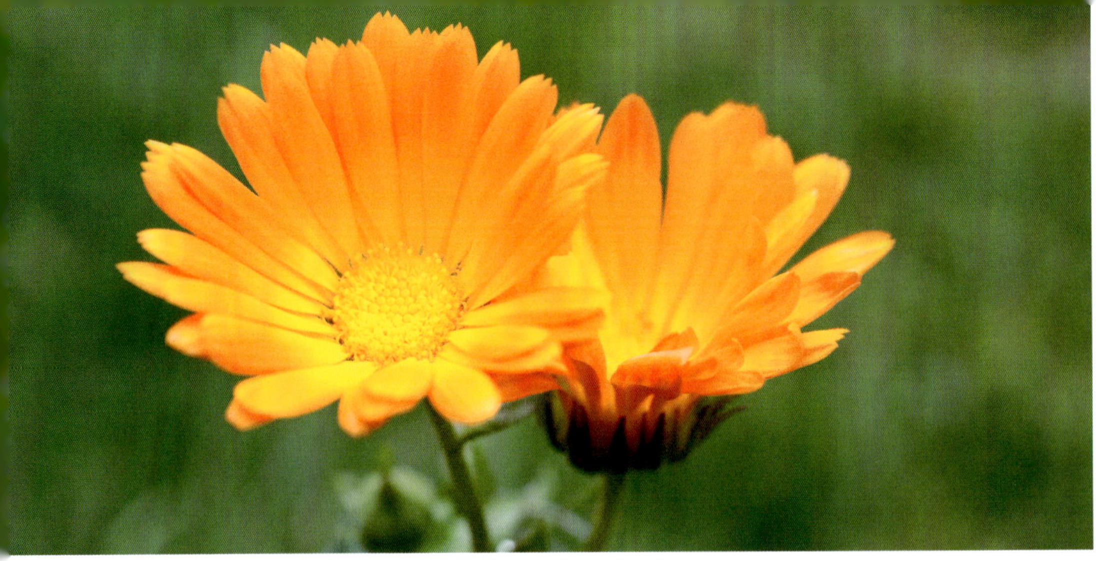

Hauttröster und Wundpflaster

EINZELTINKTUREN FÜR HAUT UND WUNDEN

Wenn unsere Haut verletzt ist, sich entzündet oder juckt, ist oftmals schnelle Hilfe erforderlich. Deshalb sollten Sie sich von den wichtigsten „Haut-Pflanzen" Einzeltinkturen herstellen.

Die wichtigsten Einzeltinkturen:
Blutwurz-Tinktur (Wurzelstock) 60 %/ 40 %
Kamillen-Tinktur (Blüte) 70 %/ 50 %
Lavendel-Tinktur (Blüte) 70 %/ 50 %
Ringelblumen-Tinktur (Blüte) 70 %/ 50 %
Stiefmütterchen-Tinktur (Kraut) 50 %/ 40 %

Zubereitung der Tinkturen nach Grundrezept (ab Seite 36). Die Wirkungen der Einzeltinkturen können Sie in der Tabelle ab Seite 138 nachschlagen.

RINGELBLUMEN-TINKTUR, DER WUNDREINIGER

Die Ringelblume (*Calendula officinalis*) ist eine beliebte Zierpflanze in Gärten. Falls Sie die einjährige Pflanze anbauen wollen, dann nutzen Sie möglichst orangefarbene Sorten, denn darin sind viele Carotinoide und Flavonoide enthalten. Für die Verarbeitung des Korbblütlers nehmen Sie nicht nur die außenstehenden Strahlenblüten, sondern auch die im Körbchen sitzenden Röhrenblüten. Sie enthalten besonders viel ätherisches Öl. Die Ringelblume ist der beste Wundheiler der Pflanzenwelt, deshalb gehört sie unbedingt in Ihre Hausapotheke. Für Ringelblumenauflagen, -waschungen oder -umschläge verdünnen Sie 1 TL Tinktur in 100 ml Wasser. Sie können die Tinktur auch unverdünnt in einen Pumpzerstäuber füllen und so zur Wunddesinfektion nutzen.

DAS PERFEKTE TRIO ZUR WUNDHEILUNG

Das „perfekte Trio“ eignet sich für kleine Verletzungen und Wunden, sowohl zum Desinfizieren als auch um die Heilung einzuleiten. Das Trio wirkt antimikrobiell, wundheilungsfördernd und entzündungshemmend. Nutzen Sie die Tinktur bei Kratz-, Schürf, Schnitt-, Riss- und Stichwunden. Bei Entzündungen von Mund- und Rachenschleimhaut kann man damit auch wirkungsvoll gurgeln.

40 g / 20 g Kamille (Blüte)
40 g / 20 g Ringelblume (Blüte)
20 g / 10 g Schafgarbe (Blüte)
Überwiegend 250 ml Ethanol 60 %
Überwiegend 250 ml Ethanol 40 % oder Spirituose 38–40 %

Zubereitung der Tinktur nach Grundrezept (ab Seite 36).

Äußerliche Anwendung: 2 TL Tinktur in 250 ml Wasser verdünnen und zum Gurgeln oder als Umschlag bzw. Kompresse nutzen.

KEIN FETT AUF WUNDEN!
Bei offenen Wunden und Geschwüren wird häufig der Fehler begangen, dass die Wunde mit fetthaltigen Salben versorgt wird. Diese verschließen jedoch die Wunde und behindern die Abheilung und das Ablaufen des Wundsekrets. Außerdem begünstigen sie durch den Wundverschluss das Wachstum von Mikroorganismen. Die korrekte Anwendung sind Kompressen mit verdünnter Tinktur. Damit kann die Heilung nicht mehr aufgehalten werden.

Tipp Es gibt auch einige Pflanzen, die Sie unterwegs zur Ersten Hilfe nutzen können. Dazu gehören zum Beispiel Spitzwegerich und Gänseblümchen. Bei kleinen Schürfungen, Brennnesselquaddeln oder Insektenstichen wird der frisch ausgequetschte Pflanzensaft direkt auf die betroffene Stelle getupft.

SCHAFGARBE
Die Schafgarbe (*Achillea millefolium*) war im Mittelalter ein wichtiges Wundheilkraut. Der alte Name Soldatenkraut gibt uns den Hinweis, dass damit Kriegsverletzungen verarztet wurden. Einer Legende nach soll der kleine Jesus damit seinen Ziehvater Josef geheilt haben, der sich bei Zimmermannsarbeiten verletzt hatte. Die Wirkungen der Wiesenpflanze sind sehr vielfältig: desinfizierend, wundheilend, blutstillend, entzündungshemmend und krampflösend.

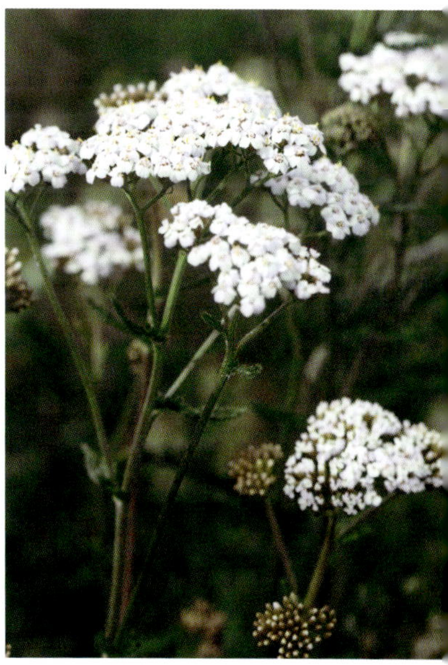

HAUTHEILER

Unser Hautheiler kombiniert klassische Gerbstoffpflanzen wie Blutwurz und Walnuss mit typischen hautfreundlichen, reizmildernden Pflanzen wie Kamille, Stiefmütterchen und Gänseblümchen. Dadurch wirkt die Tinktur austrocknend, antimikrobiell, entzündungshemmend und wundheilend. Aufgrund dieser Eigenschaften ist sie hilfreich bei nässenden, juckenden Ekzemen (z.B. Neurodermitis).

30 g/ 15 g Walnuss (Blatt)
20 g/ 10 g Blutwurz (Wurzelstock) oder ersatzweise Nelkenwurz (Wurzelstock)
20 g/ 10 g Kamille (Blüte)
20 g/ 10 g Gänseblümchen (Blüte)
20 g/ 10 g Stiefmütterchen (Kraut)
Überwiegend 280 ml Ethanol 60 %
Überwiegend 280 ml Ethanol 40 % oder Spirituose 38–40 %

Zubereitung der Tinktur nach Grundrezept (ab Seite 36). Bei der Verwendung von getrockneter Blutwurz kann es hilfreich sein, diese im Mixer zu zerkleinern.

Äußerliche Anwendung: 1 EL Tinktur in 250 ml Wasser verdünnen und für Auflagen und Kompressen nutzen.

Tipp Bei Hautekzemen kann die äußerliche Anwendung auch durch eine innerliche Behandlung unterstützt werden. Dabei spielen ausleitende Pflanzen wie Brennnessel oder Goldrute eine wichtige Rolle. Nutzen Sie in diesem Fall unser Ausleitungskonzept mit speziell zusammengestellten Tinkturen (Seite 132ff.). Unterstützend wirken auch typische Hautpflanzen wie Stiefmütterchen, welches Sie als Einzeltinktur oder als Tee kurmäßig einnehmen sollten.

WALNUSS

Der Walnussbaum (*Juglans regia*) hatte einst eine große Bedeutung bei Fruchtbarkeitsbräuchen. Im alten Rom wurden die Nüsse bei Hochzeiten unter die Gäste geworfen. Die Römer waren es auch, die die Walnuss nach Deutschland brachten. Blätter und grüne Fruchtschalen haben eine zusammenziehende und juckreizlindernde Wirkung. In der Volksheilkunde nutzt man die gerbstoffhaltigen Blätter bei Durchfallerkrankungen. Aber auch die leckeren Nüsse und das daraus gewonnene Öl haben es in sich. Maßvoll genossen senken sie den Cholesterinspiegel und wirken sich positiv auf die Herzkranzgefäße aus.

BRAND-TINKTUR

Ob in der Sonne, am Grill oder am Herd: Verbrennungen sind schnell passiert und äußerst schmerzhaft. Bei leichten Verbrennungen helfen Heilpflanzen, die zum einen den Schmerz lindern und zum anderen den Heilungsprozess anregen. Aufgrund der antimykotischen Wirkung der enthaltenen Pflanzen eignet sich diese Tinktur auch bei Haut- und Fußpilz.

40 g / 20 g Kamille (Blüte)
40 g / 20 g Ringelblume (Blüte)
20 g Johanniskraut (Kraut) – nur im frischen Johanniskraut sind die wundheilenden Wirkstoffe optimal vertreten
20 g / 10 g Lavendel (Blüte)
16 Tropfen ätherisches Lavendelöl
4 Tropfen ätherisches Pfefferminzöl
Überwiegend 300 ml Ethanol 70 %
Überwiegend 300 ml Ethanol 40 % oder Spirituose 38–40 %

Zubereitung der Tinktur nach Grundrezept (ab Seite 36).

Äußerliche Anwendung: 1 TL Tinktur in 100 ml lauwarmem Wasser verdünnen und als Umschlag/Kompresse nutzen. Oder Sie geben die Tinktur-Wasser Mischung in einen Pump-Zerstäuber und sprühen sie wiederholt auf den lädierten Hautbereich.

Tipp Vielleicht haben Sie zu Hause eine Aloe Vera als Zimmerpflanze. Das Blatt-Gel aus den fleischigen Blättern wirkt entzündungshemmend, kühlt angenehm und spendet Feuchtigkeit. Also: Bei kleinen Brandwunden ein Blatt abschneiden und dessen Gel auf die Wunde tupfen.

LAVENDEL

Der Lavendel (*Lavandula angustifolia*) ist eine wunderschöne, robuste Gartenpflanze, die uns nicht nur eine lilafarbene Blütenpracht, sondern auch einen angenehmen Duft schenkt. Das ätherische Lavendelöl ist ein begehrtes Parfüm, aber gleichzeitig ein beruhigendes und entspannendes Heilmittel. Es wirkt zudem schmerzstillend, wundheilend und antimykotisch. Lavendelöl kann auch pur auf die Haut aufgetragen werden, ohne zu reizen.

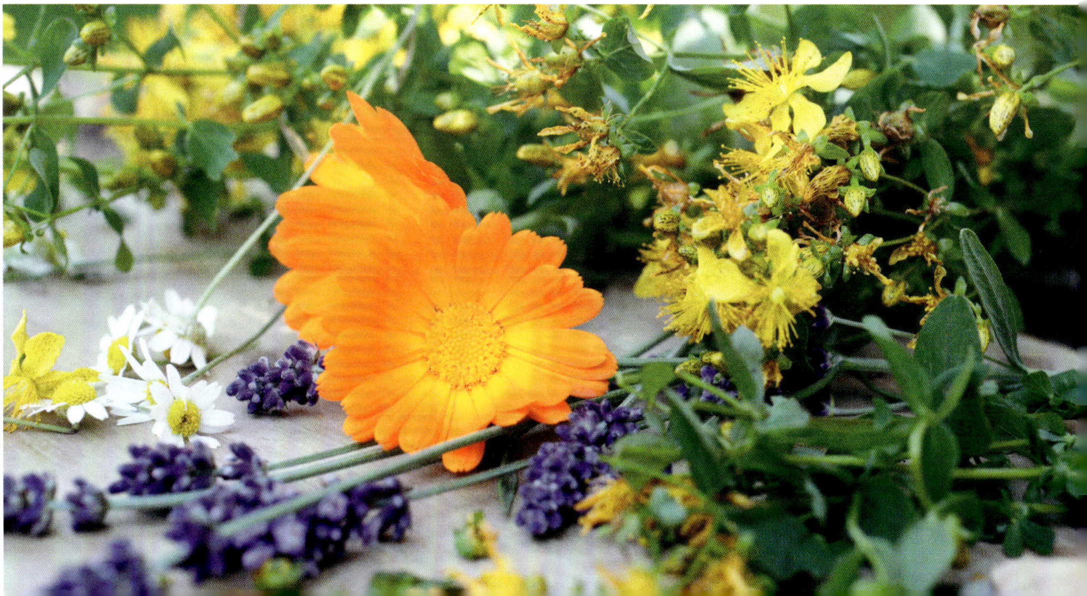

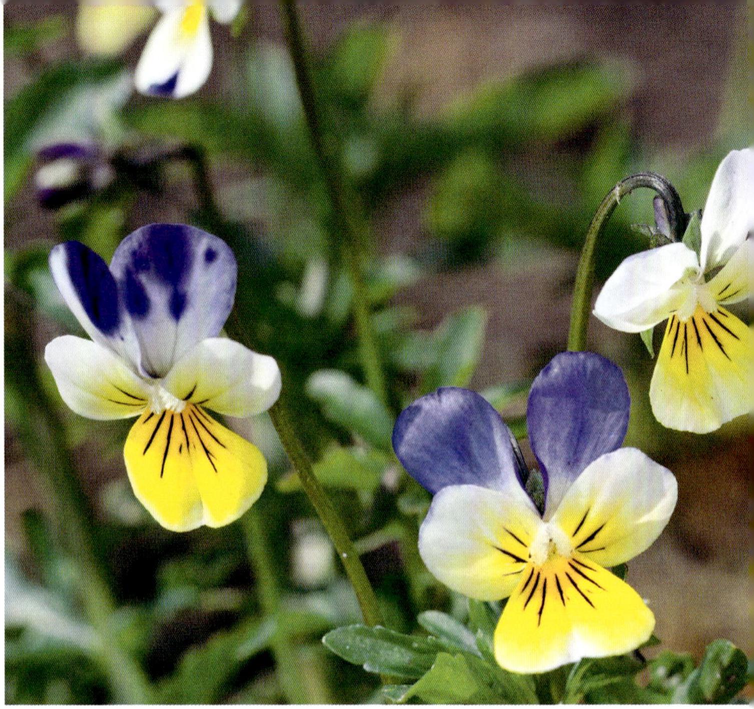

STIEFMÜTTERCHEN

Das Wilde Stiefmütterchen (*Viola tricolor*) gehört zu den Veilchengewächsen. Es lohnt sich, diese hübsche kleine Heilpflanze in den Garten zu holen. Das Kraut wurde schon vor Jahrhunderten gegen Hautkrankheiten eingesetzt. Das entzündungshemmende, stoffwechselfördernde und kortisonähnlich wirkende Stiefmütterchen ist das Basismittel bei Hauterkrankungen. Es ist somit z.B. bei Ekzemen, Neurodermitis, Milchschorf, unreiner Haut und Akne hilfreich. Sie können ersatzweise auch das verwandte Acker-Stiefmütterchen (*Viola arvensis*) benutzen.

AKNE-TINKTUR, INNERLICH

Akne ist eine der häufigsten Hauterkrankungen und tritt vor allem in der Pubertät auf. Die leichten Formen lassen sich mit entsprechender Hautpflege und passenden Heilpflanzen behandeln. Dabei ist es wichtig, die Stoffwechsel- und Entgiftungsfunktionen im Körper anzuregen. Für die äußerliche Behandlung (Seite 103) werden dann vor allem desinfizierende Pflanzen benötigt.

20 g/ 10 g Birke (Blatt)
20 g/ 10 g Gänseblümchen (Blüte)
20 g/ 10 g Stiefmütterchen (Kraut)
10 g/ 5 g Brennnessel (Blatt)
10 g/ 5 g Walnuss (Blatt)
10 g Kapuzinerkresse (Kraut)
Überwiegend 225 ml Ethanol 50 %
Überwiegend 225 ml Ethanol 40 % oder Spirituose 38–40 %

Zubereitung der Tinktur nach Grundrezept (ab Seite 36).

Innerliche Anwendung: 3-mal täglich **10**/ 20 Tropfen in etwas Flüssigkeit einnehmen.

Tipp Ein Dampfbad mit Kamillen- oder Thymiantee ist eine wunderbare ergänzende Behandlung. Der Kräuterdampf öffnet die Poren und wirkt zugleich desinfizierend und entzündungshemmend.

AKNE-TINKTUR, ÄUSSERLICH

Akne entsteht durch eine vermehrte Talgproduktion und eine Verhornungsstörung. Dadurch kann das aufgestaute Talgdrüsensekret nicht abfließen und bildet somit einen idealen Nährboden für Bakterien. Die Folge sind Entzündungen und es bilden sich Pusteln, Papeln und Knötchen. Hier sind entzündungshemmende und antibakteriell wirkende Heilpflanzen die richtige Wahl.

40 g / 20 g Thymian (Blatt)
30 g / 15 g Kapuzinerkresse (Kraut)
30 g / 15 g Ringelblume (Blüte)
30 g / 15 g Stiefmütterchen (Kraut)
Überwiegend 320 ml Ethanol 70 %
Überwiegend 320 ml Ethanol 50 %

Zubereitung der Tinktur nach Grundrezept (ab Seite 36).

Äußerliche Anwendung: Die betroffenen Hautstellen mit der Tinktur abtupfen. Die verdünnte Tinktur (1:5) können Sie zum Waschen nehmen.

HAUTPFLEGE RICHTIG GEMACHT

Nach dem Waschen mit verdünnter Tinktur sollten Sie die Haut auf keinen Fall mit fettigen oder öligen Cremes versorgen, da dadurch die Poren wieder verstopfen. Besser geeignet sind Feuchtigkeitscremes auf Wasserbasis. Auch Make-up birgt die Gefahr, dass die Talgdrüsengänge verstopfen. Benutzen Sie pH-neutrale Waschemulsionen, damit der natürliche Säureschutzmantel der Haut geschont wird.

THYMIAN

Thymian (*Thymus vulgaris*) ist bekannt für seine antibakterielle Wirkung. Diesen Trumpf kann er auch gegen spezielle Hautbakterien, die an der Akne-Entstehung maßgeblich beteiligt sind, ausspielen. Forscher einer englischen Universität stellten fest, dass der antibakterielle Effekt einer Thymian-Tinktur größer war als der von klassischen Akne-Cremes oder -Waschgels. Zudem ist der pflanzliche „Bakterien-Killer“ wesentlich hautfreundlicher.

HERPES, ADE!

Viele Menschen kennen die kleinen Bläschen an den Lippen. Der Lippenherpes wird von Viren verursacht, die meist dann auftreten, wenn die Immunabwehr geschwächt ist, oder in Situationen psychischer Belastung. Die Herpes-Tinktur kann vor allem dann erfolgreich wirken, wenn sie eingesetzt wird, sobald man die ersten Symptome (Spannungsgefühl, Kribbeln, Brennen) spürt.

30 g/ 15 g Melisse (Blatt)
20 g/ 10 g Stinkender Storchschnabel (Kraut)
20 g/ 10 g Salbei (Blatt) oder ersatzweise
Roter Sonnenhut (Kraut)
20 g/ 10 g Braunelle (Blüte)
2,5 g Propolis (Harz), gemahlen
Überwiegend 240 ml Ethanol 70 %
Überwiegend 240 ml Ethanol 50 %

Zubereitung der Tinktur nach Grundrezept (ab Seite 36).

Äußerliche Anwendung: Mit einem Wattestäbchen mehrmals täglich die betroffene Stelle abtupfen.

EINMAL HERPES, IMMER (WIEDER) HERPES

Wer einmal Lippenherpes hat, bekommt die Bläschen in bestimmten Situationen immer wieder. Der Virus verbleibt nach der ersten Ansteckung nämlich im Körper. Er wandert zu den Nervenwurzeln, wo er sozusagen inaktiv ruht, bis er durch bestimmte Umstände wieder „geweckt" wird.

Tipp Falls Sie gerade keine Tinktur zur Hand haben, können Sie die Blätter der im Rezept genannten Pflanzen auch zwischen den Handflächen solange zerreiben, bis Saft austritt. Diesen tupfen Sie dann behutsam direkt auf den Herpes.

STINKENDER STORCHSCHNABEL

Den Stinkenden Storchschnabel (*Geranium robertianum*) findet man häufig an schattigen Plätzen in Gärten, unter Hecken und an Mauern. Im Mittelalter war die kleine Pflanze ein Liebling der Ärzte und Heilkundigen, vor allem bei der Wundversorgung und bei Hauterkrankungen. Man traute ihr zu, jede Art von Blutung zu stillen. Diese Wirksamkeit ist auf ihren hohen Gehalt an Gerbstoffen zurückzuführen. Neuere Forschungen bestätigen, dass das alte Heilkraut zudem eine sehr gute Wirkung gegen Bakterien, Viren und Pilze besitzt.

RAPUNZEL-HAARWASSER

Rapunzel ist dem Märchen nach berühmt für ihr schönes Haar. Damit Ihr Haar bald der märchenhaften Haarpracht von Rapunzel gleicht, haben wir ein wohltuendes Haarwasser aus Heilpflanzen komponiert, die die Durchblutung der Kopfhaut anregen und eine gute Versorgung der Haarwurzeln gewährleisten.

40 g / 20 g Brennnessel (Blatt)
20 g / 10 g Rosmarin (Blatt)
20 g / 10 g Birke (Blatt)
10 g / 5 g Walnuss (Blatt)
8 Tropfen ätherisches Rosmarinöl
75 ml Birkenwasser
75 ml Rosmarinwasser (Hydrolat)
50 ml Hamameliswasser (Hydrolat)
180 ml Ethanol 70 %, 50 ml Glycerin 86 %

Zubereitung der Tinktur nach Grundrezept (ab Seite 36). Anschließend die Hydrolate (Bezugsquellen Seite 155), das Birkenwasser sowie das ätherische Öl untermischen.

Äußerliche Anwendung: Füllen Sie das Haarwasser zur besseren Handhabung in eine Pipetten-Flasche. Massieren Sie morgens und abends etwas davon in die Kopfhaut ein. Das Haarwasser sollte innerhalb von 4 Monaten aufgebraucht werden.

Tipp Es ist sinnvoll, vor der Anwendung die Haare zu waschen oder anzufeuchten. Haarwasser ist nämlich in erster Linie für die Kopfhaut gedacht. Nasse Haare nehmen kaum Haarwasser an und es gelangt dann mehr davon auf die Haut. Am besten kommen Sie an die Kopfhaut ran, wenn Sie das Haar immer wieder scheiteln und den Scheitel dabei jedes Mal um ein Stück verschieben.

BIRKENWASSER
Birkenwasser oder Birkensaft wird gewonnen, indem im Frühjahr, wenn die Blattknospen noch geschlossen sind, ein Birkenstamm angebohrt wird. Der ausfließende Saft ist sehr nährstoffreich und wird deshalb auch als Nahrungsergänzung vermarktet. Dem leicht süßlichen Birkenwasser werden zahlreiche gesundheitliche Wirkungen nachgesagt, unter anderem gegen Schuppen und auch als Haarwuchsmittel.
Innerlich eingenommen hat es entwässernde und entgiftende Eigenschaften.
Es gibt auch Birkenfrischpflanzenpresssaft (welch ein Wort!). Dieser wird aus den Blättern gewonnen und innerlich angewandt zur Entwässerung.

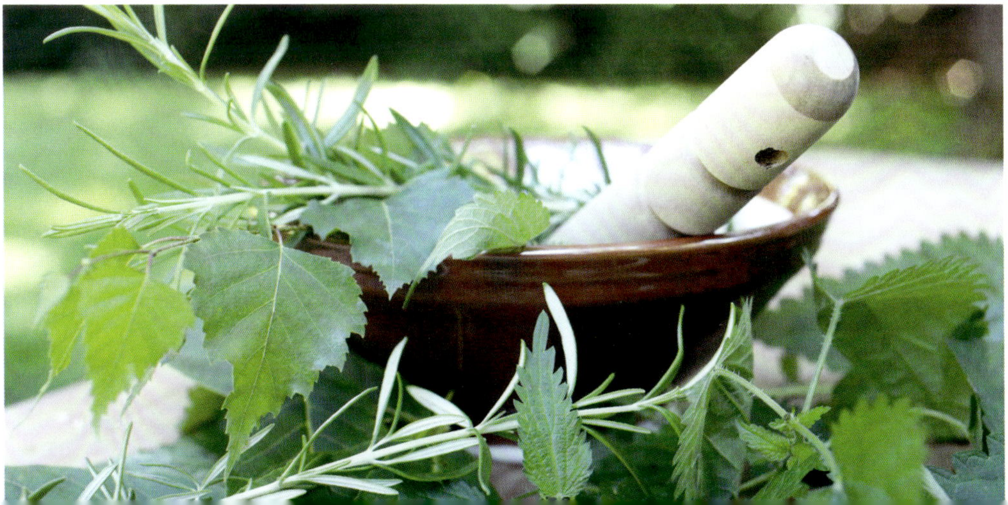

RASIERWASSER

Unser Rasierwasser belebt und erfrischt die Männerhaut nach der Rasur. Es duftet nicht nur angenehm, es desinfiziert auch, beruhigt die gereizte Haut und heilt kleine Schnittwunden. Dafür sorgen die zusammenziehende Zaubernuss und die heilsame Ringelblume.

30 g/ 15 g Zaubernuss (Blatt)
20 g/ 10 g Ringelblume (Blüte)
Überwiegend 125 ml Ethanol 70 %
Überwiegend 125 ml Ethanol 50 %
100 ml Hamamelis-Hydrolat
8 Tropfen ätherisches Sandelholzöl
6 Tropfen ätherisches Zitronenöl
(oder ätherische Öle Ihrer Wahl)

Zubereitung der Tinktur nach Grundrezept (ab Seite 36). Anschließend die ätherischen Öle und das Hydrolat (Bezugsquellen Seite 155) zufügen und gut verschütteln.

Äußerliche Anwendung: Vor oder nach der Rasur etwas Rasierwasser in die Hand geben, auf Kinn, Wangen und Hals verteilen und mit der flachen Hand einklopfen.

Tipp Sie können das Rasierwasser auch als Pre-Shave benutzen. Die Barthaare richten sich dadurch auf und versteifen sich, was eine saubere Rasur erleichtert.

ZAUBERNUSS
Die Zaubernuss ist ein Strauch aus Nordamerika, der aber auch in unseren Gärten eine Heimat gefunden hat. Die Virginische Zaubernuss (*Hamamelis virginiana*) blüht als einzige im Herbst (Oktober), während ihre Verwandtschaft eine ungewöhnliche Blütezeit im Winter hat (Januar/Februar). Die Heilkräfte sitzen in der Rinde und in den Blättern. Die indianischen Ureinwohner nutzten die Zaubernuss bei Wunden, Entzündungen und Durchfall.

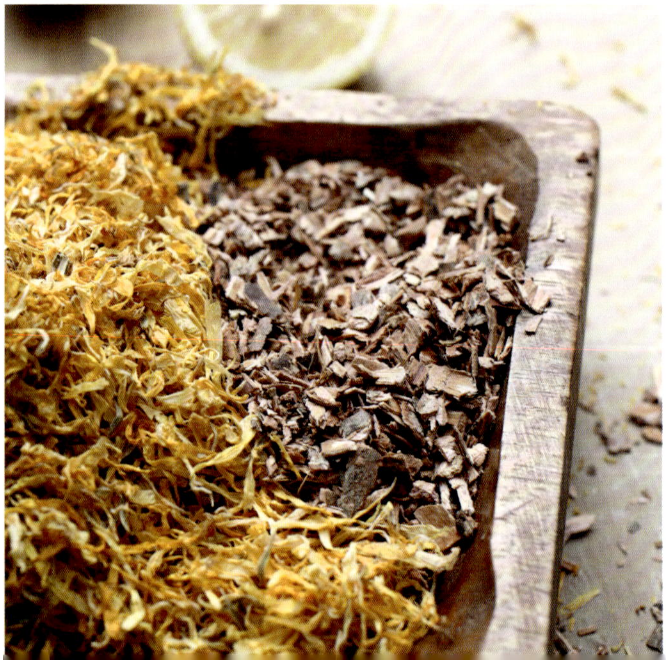

MÜCKENSPRAY

Stechmücken können einen lauen Sommerabend gründlich verderben und juckende Schwellungen hinterlassen. Glücklicherweise gibt es einige Heilpflanzen, deren Duft die Insekten entweder vertreibt oder der verhindert, dass wir für sie als Blutlieferanten attraktiv sind. Der schützende Duftmantel muss allerdings stündlich erneuert werden, da natürliche Duftstoffe generell rascher „verduften" als synthetische Repellents.

20 g/ 10 g Zitronenverbene (Blatt)
20 g/ 10 g Lavendel (Blüte)
20 g/ 10 g Walnuss (Blatt)
Überwiegend 150 ml Ethanol 80 %
Überwiegend 150 ml Ethanol 50 %
100 ml Lavendel-Hydrolat
12 Tropfen ätherisches Zitronellenöl (Citronella)
4 Tropfen ätherisches Lavendelöl
4 Tropfen ätherisches Nelkenöl

Zubereitung der Tinktur nach Grundrezept (ab Seite 36). Erst danach die ätherischen Öle und das Hydrolat hinzufügen und gut verschütteln. In Pumpzerstäuber füllen.

Äußerliche Anwendung: Mehrmals täglich die zu schützenden Stellen einsprühen.

Tipp Was tun, wenn die Mücken bereits zugestochen haben?
Arnika-Tinktur (Seite 88): wirkt abschwellend und schmerzlindernd
Spitzwegerich-Saft: frischen Pflanzensaft auf die betroffene Stelle tupfen
Zwiebel: eine frisch aufgeschnittene Zwiebel auf den Stich pressen

ZITRONELLAGRAS

Das schilfartige asiatische Zitronellagras (*Cymbopogon nardus*) kann bis zu 3 m hoch werden. Es ist mit dem bekannten Zitronen- oder Lemongras verwandt, besitzt aber einen anderen, sehr balsamischen Duft. Dieser Duft ist wegen der insektenabwehrenden Wirkung oft Bestandteil natürlicher Mückenschutzmittel. Er spielt aber auch eine gewisse Rolle in der Parfümerie.

Gesundheit rund ums Herz

EINZELTINKTUREN FÜR HERZ, KREISLAUF UND VENEN

Herz-Kreislauf-Erkrankungen zählen zu den häufigsten Krankheiten, vor allem in den Industrieländern. Es gibt zahlreiche Heilpflanzen, die hilfreich dagegen eingesetzt werden können. Im Bedarfsfall ist es sinnvoll, die wichtigsten Einzeltinkturen im Haus zu haben.

Die wichtigsten Einzeltinkturen:
Herzgespann-Tinktur (Kraut) **40 %**/30 %
Knoblauch-Tinktur (Knolle) **50 %**
Melissen-Tinktur (Blatt) **70 %**/50 %
Rosmarin-Tinktur (Blatt) **70 %**/50 %
Weißdorn-Tinktur (Blüte mit Blatt) **60 %**/40 %

Zubereitung der Tinkturen nach Grundrezept (ab Seite 36). Die Wirkungen der Einzeltinkturen können Sie in der Tabelle ab Seite 138 nachschlagen.

WEISSDORN-TINKTUR

Hagedorn hieß der Weißdorn früher, weil er zu jenen dornigen Heckenpflanzen gehörte, die als lebendiger Zaun um die Siedlungen und Gehöfte angepflanzt wurden. Der Weißdorn ist die große Herzpflanze: Er steigert die Leistung des Herzmuskels und die Durchblutung der Herzkranzgefäße. Außerdem optimiert er den Sauerstoff- und Energieverbrauch des Herzens. Die Blüten und Blätter gelten als die wirksamsten Pflanzenteile, aber Sie können auch zusätzlich die Früchte für Ihre Tinktur nutzen. Nehmen Sie die Weißdorn-Tinktur kurmäßig über mehrere Monate ein. Die Dosierung: 3-mal täglich **10–20**/20–40 Tropfen. Noch ein großes Plus: Weißdorn verträgt sich mit jeglichen (auch synthetischen!) Medikamenten. Sie brauchen also keine Bedenken wegen Wechselwirkungen haben.

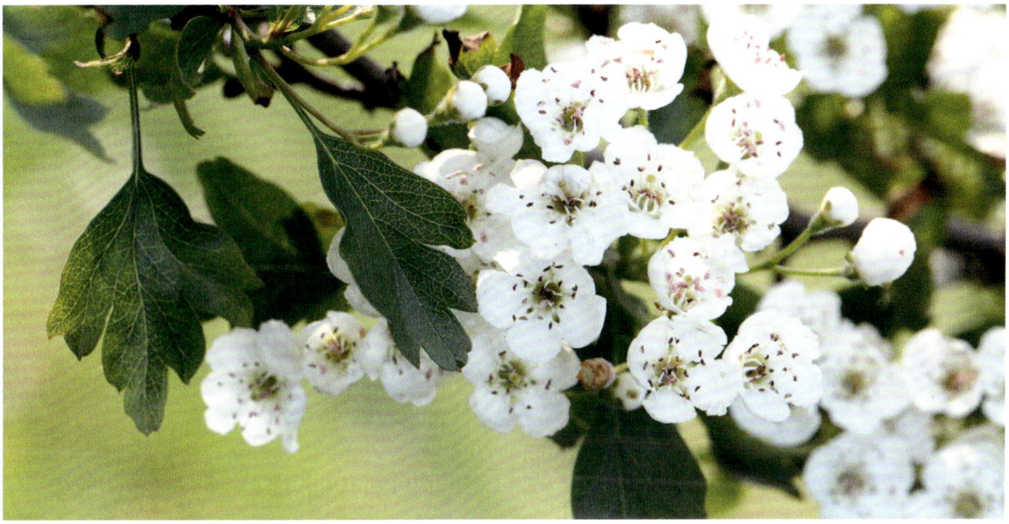

STÄRKUNG FÜRS HERZ

Herzbeschwerden wie Atemnot, Herzrasen oder Brustschmerzen sollten Sie grundsätzlich zunächst medizinisch abklären lassen. Wenn keine krankhaften organischen Befunde vorliegen, handelt es sich meist um nervöse (funktionelle) Herzbeschwerden. In diesem Fall können die klassischen Heilpflanzen zum Einsatz kommen, die das Herz stärken und beruhigen.

30 g / 15 g Weißdorn (Blüte und Blatt)
20 g / 10 g Herzgespann (Kraut)
15 g / 7,5 g Melisse (Blatt)
10 g / 5 g Lavendel (Blüte)
10 g / 5 g Baldrian (Wurzel)
Überwiegend 210 ml Ethanol 60 %
Überwiegend 210 ml Ethanol 40 % oder Spirituose 38–40 %

Zubereitung der Tinktur nach Grundrezept (ab Seite 36).

Innerliche Anwendung: 3-mal täglich 15 / 30 Tropfen in etwas Flüssigkeit einnehmen.

IMMER MIT DER RUHE!

Entspannungstechniken wie autogenes Training, progressive Muskelrelaxation oder Yoga können sehr hilfreich sein bei funktionellen Herzbeschwerden, denn sie regulieren und beruhigen die Atmung und den Herzschlag. Außerdem kommt man bei solchen Übungen zur eigenen Mitte und stärkt seine Ressourcen.

HERZGESPANN

Das Herzgespann (*Leonurus cardiaca*) ist eine anspruchslose, kräftige Staude für den Heilkräutergarten. Es wurde schon im Mittelalter bei Herzbeschwerden empfohlen. Das blühende Kraut hat beruhigende Eigenschaften bei nervösen Herzbeschwerden – auch im Rahmen einer Schilddrüsenüberfunktion. Außerdem besitzt es schwach blutdrucksenkende Eigenschaften. Aufgrund der zahlreichen Bitterstoffe wird auch das Verdauungssystem unterstützt.

HERZ-NERVEN-ELIXIER

Unser Herz- und Nerven-Elixier enthält Heilpflanzen, die eine beruhigende und stärkende Wirkung auf Herz und Nerven haben. Weil die angenehm schmeckende Medizin das schwächer werdende Altersherz in Schwung hält, eignet es sich sehr gut für die kurmäßige Einnahme.

50 g/ 25 g Weißdorn (Blüte und Blatt)
15 g Zitrone (Schale)
30 g/ 15 g Melisse (Blatt)
20 g/ 10 g Engelwurz (Wurzel)
7,5 g Ginseng (Wurzel)
15 g/ 7,5 g Duft-Rosen (Blüte)
40 g Honig
Überwiegend 360 ml Ethanol 70 %
Überwiegend 360 ml Ethanol 40 % oder Spirituose 38–40 %

Zubereitung der Tinktur nach Grundrezept (ab Seite 36). Den auf 40 °C erwärmten Honig erst nach 3 Tagen zum Auszug dazugeben.

Innerliche Anwendung: einmal täglich 15 ml (1 EL) pur oder in etwas Tee einnehmen.

SCHWERARBEITER HERZ

Unser Herz leistet Schwerstarbeit: Jeden Tag schlägt es rund 100.000-mal und transportiert dabei 8000 Liter Blut durch unser Gefäßsystem. Ab dem 40. Lebensjahr beginnt die Leistungsfähigkeit langsam nachzulassen – ein ganz natürlicher Vorgang. Von diesem Zeitpunkt an können Sie daran denken, Ihr Herz zu stärken und zu kräftigen. Hierfür bieten sich Kuren mit Weißdorn und tonisierenden Bitterstoffpflanzen an, wie sie auch in unserem Herz-Nerven-Elixier eingesetzt wurden.

MELISSE

Die aus dem Mittelmeergebiet stammende Melisse (*Melissa officinalis*) fand ihren Weg über die Alpen mithilfe von Mönchen. Aus der Klosterpflanze wurde recht bald eine beliebte Pflanze der Bauerngärten. Die Menschen des Mittelalters glaubten, dass „die Melisse fröhlich und heiter macht, das Herz tröstet und alle Traurigkeit davonbläst“. Ihre Wirkstoffe machen sie wahrlich zu einem Tonikum für Herz und Nerven. Durch ihren Effekt auf das zentrale Nervensystem hilft sie vor allem bei nervös bedingten Einschlafstörungen sowie nervösen Herz- und Verdauungsbeschwerden. Bekannt wurde die Melisse als Bestandteil berühmter Klosterrezepturen wie beispielsweise „Karmelitergeist“ oder „Klosterfrau Melissengeist“ (Seite 124).

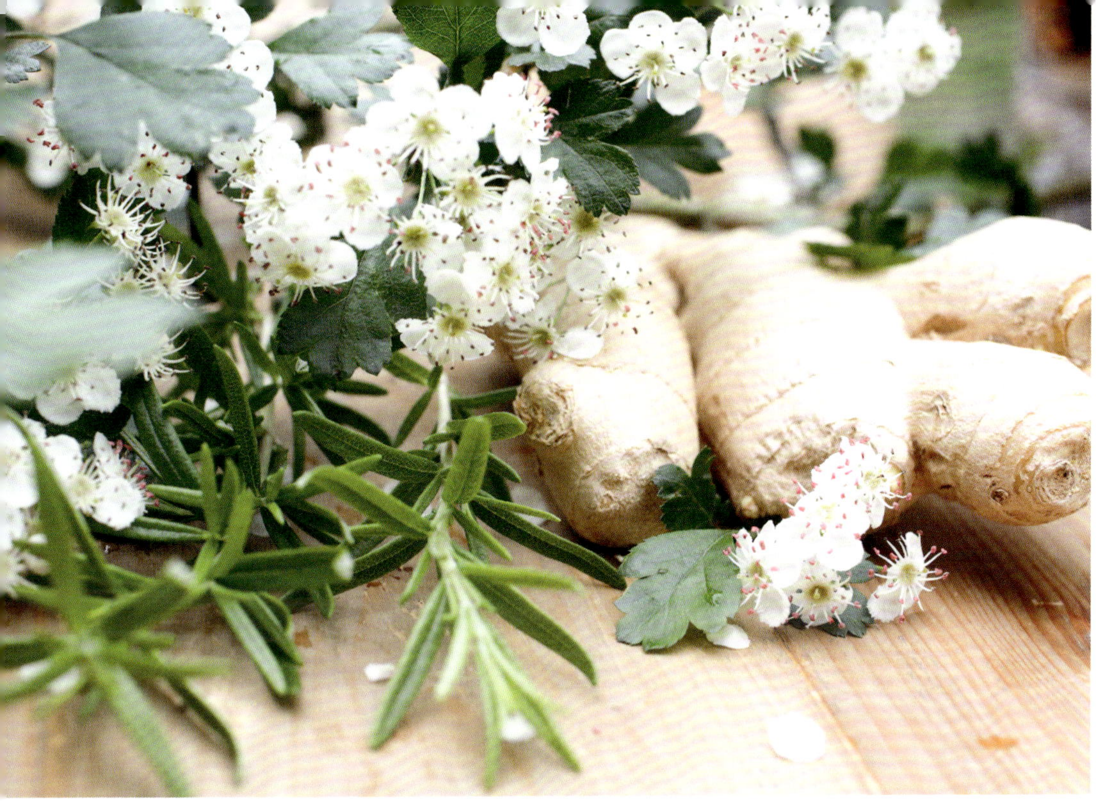

WENN DER BLUTDRUCK IM KELLER IST

Von niedrigem Blutdruck sind viele Menschen betroffen. Zu den typischen Beschwerden gehören Schwindel, Müdigkeit, kalte Hände und Füße. Die gute Nachricht: die Beschwerden sind zwar lästig, aber ungefährlich. Den Kreislauf können Sie mit entsprechenden Heilpflanzen wieder wunderbar in Schwung bringen.

20 g/ 10 g Weißdorn (Blüte und Blatt)
20 g/ 10 g Rosmarin (Blatt)
20 g Ingwer (Wurzelstock)
10 g/ 5 g Thymian (Blatt)
10 g/ 5 g Tulsi (Kraut)
Überwiegend 200 ml Ethanol 60 %
Überwiegend 200 ml Ethanol 40 % oder Spirituose 38–40 %

Zubereitung der Tinktur nach Grundrezept (ab Seite 36).

Innerliche Anwendung: 3-mal täglich 10/ 20 Tropfen in etwas Flüssigkeit einnehmen.

Tipp Mit regelmäßigem Sport kommt der Kreislauf in Schwung und Symptome wie Schwindel und Müdigkeit verschwinden. Auch Wechselduschen oder Kneipp'sche Bürstenmassagen regen Durchblutung und Kreislauf an. Im Notfall hilft es schon, kaltes Wasser über die Unterarme laufen zu lassen.

HEILIGES BASILIKUM (TULSI)

Das Heilige Basilikum (*Ocimum sanctum*, von den Botanikern neuerdings *Ocimum tenuiflorum* genannt) ist im hinduistischen Glauben eine wichtige spirituelle Pflanze. Sie wird in Tempeln angepflanzt und wie Götterbilder verehrt. Das kräftig duftende Basilikum kann wie unser Grünes Basilikum im Garten angebaut werden. Es besitzt sehr viele Heilwirkungen, die durch Studien belegt sind. Es wirkt zum Beispiel immunsystemstärkend, hilft gegen Stress, schützt das Herz und normalisiert den Blutdruck.

WENN DER BLUTDRUCK STEIGT

Bluthochdruck schädigt schleichend die Blutgefäße und das Herz. Er ist ein Risikofaktor für Arteriosklerose, Herzinfarkt und Schlaganfall. Auch wenn es blutdrucksenkende Heilpflanzen gibt, die sehr gut begleitend eingesetzt werden können, sollten doch Änderungen der Lebensführung im Vordergrund stehen, die die Risikofaktoren minimieren: regelmäßig Sport treiben, eine gesunde, fettarme Ernährung, Entspannungsübungen und Stressreduktion.

20 g Knoblauch (Knolle) oder ersatzweise Bärlauch (Blatt)
30 g/ 15 g Mistel (Kraut)
30 g/ 15 g Weißdorn (Blatt und Blüte)
20 g/ 10 g Jiaogulan (Kraut)
10 g/ 5 g Melisse (Blatt)
10 g/ 5 g Stinkender Storchschnabel (Kraut) oder ersatzweise Herzgespann (Kraut)
Überwiegend 200 ml Ethanol 70 %, 100 ml Glycerin 86 %
Überwiegend 300 ml Ethanol 40 % oder Spirituose 38–40 %

Zubereitung der Tinktur nach Grundrezept (ab Seite 36).

Innerliche Anwendung: 3-mal täglich 10/ 20 Tropfen in etwas Flüssigkeit einnehmen.

Tipp Bluthochdruck tritt häufig in Kombination mit erhöhten Blutfettwerten auf. Zahlreiche Lebensmittel haben ein blutfettsenkendes Potential. Dazu gehören Artischocken, Bärlauch, Zwiebeln, Knoblauch, Olivenöl, Haferflocken, Flohsamen, Hibiskusblüten-Tee und Omega-3-Fettsäuren, wie sie im Leinöl vorkommen. Integrieren Sie diese „Blutfettsenker" vermehrt in Ihren Speiseplan!

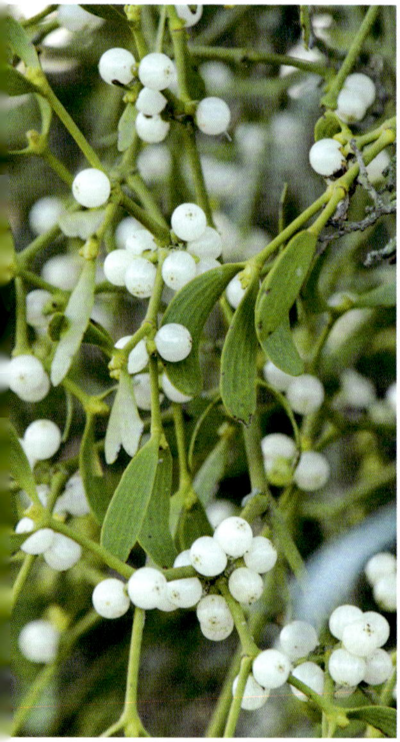

MISTEL

Die Mistel (*Viscum album*) war eine heilige Pflanze der keltischen Druiden, der man damals große Heilkraft zutraute. In unserer Zeit macht sie Karriere als Injektionspräparat bei Tumorerkrankungen. Innerlich eingenommen als Tee oder Tinktur steht dagegen ihre blutdruckregulierende Wirkung im Vordergrund. Verwendet wird das im Herbst oder Frühling gesammelte Mistelkraut, allerdings ohne die weißen Beeren.

VENEN-TROPFEN

Eine Venenschwäche äußert sich in schweren, müden und geschwollenen Beinen, oft auch verbunden mit Wadenkrämpfen, Kribbeln und Juckreiz. Das ist der beste Zeitpunkt, um mit der Behandlung einzusetzen. Im späteren Verlauf entwickeln sich Besenreiser, Krampfadern und Ödeme. Unsere Venentropfen eignen sich zur äußerlichen Anwendung, um die Beschwerden zu lindern.

70 g/ 35 g Rosskastanie (Samen), zerkleinert
25 g Arnika (Blüte)
50 g/ 25 g Gelber Steinklee (Kraut)
Überwiegend 420 ml Ethanol 70 %
Überwiegend 420 ml Ethanol 50 %

Zubereitung der Tinktur nach Grundrezept (ab Seite 36).

Äußerliche Anwendung: Umschlag/Kompresse (2 TL auf 200 ml Wasser) 2-mal täglich für etwa 15 Minuten auflegen. Unverdünnt als Spray und zum Einmassieren.

Tipp Unterstützend können Sie innerlich standardisierte Fertigarzneimittel aus Rosskastanie, Rotem Weinlaub oder Mäusedorn einsetzen. Auch ein Tee aus Buchweizenkraut kann unterstützend getrunken werden.

IN BEWEGUNG BLEIBEN

Bei Venenerkrankungen sind nichtmedikamentöse Maßnahmen genauso wichtig, um das Blut in den Venen im Fluss zu halten. Dazu gehören Kompressionsstrümpfe, aber auch viel Bewegung als Ausgleich zu sitzenden und stehenden Beschäftigungen. Beingüsse und Wassertreten nach Kneipp tragen ebenso zu einer Verbesserung der Beschwerden bei.

ROSSKASTANIE

Die Rosskastanie (*Aesculus hippocastanum*) hat große, glänzend braune Samen, die von Kindern gerne als Bastelmaterial genutzt werden. Darin sind vor Ödemen schützende, venenstärkende und gefäßabdichtende Wirkstoffe enthalten, die sich vorzüglich zur Behandlung von Venenschwäche und Krampfadern eignen. Das Zerkleinern der harten Samen für die Tinkturherstellung erfordert beherztes Zulangen, am besten mit einer Zange.

Nervenkraft und Seelenbalsam

EINZELTINKTUREN FÜRS NERVENSYSTEM

Schlafstörungen, Nervosität, Erschöpfung oder Spannungskopfschmerzen gehören zu den Erkrankungen des zentralen Nervensystems (ZNS). Die Anforderungen unserer hektischen modernen Zeit sorgen dafür, dass diese Symptome immer häufiger auftreten. Ein Grund mehr, die wichtigsten Einzeltinkturen dafür im Haus zu haben.

Die wichtigsten Einzeltinkturen:
Baldrian-Tinktur (Wurzel) **70 %**/ 40 %
Ginseng-Tinktur (Wurzel) **50 %**/ 40 %
Jiaogulan-Tinktur (Kraut) **60 %**/ 40 %
Johanniskraut-Tinktur (Kraut) **60 %**
Lavendel-Tinktur (Blüte) **70 %**/ 50 %
Melissen-Tinktur (Blatt) **70 %**/ 50 %
Pfefferminz-Tinktur (Blatt) **70 %**/ 50 %
Rosenwurz-Tinktur (Wurzel) **70 %**/ 60 %

Zubereitung der Tinkturen nach Grundrezept (ab Seite 36).

Die Wirkungen der Einzeltinkturen können Sie in der Tabelle ab Seite 138 nachschlagen.

BALDRIAN-TINKTUR
Baldrian (*Valeriana officinalis*) galt im Mittelalter als Wundermittel gegen die verhängnisvolle Pest und wurde zudem als Abwehrmittel gegen vermeintliche Hexen in Haus und Stall aufgehängt. Baldrian ist der Klassiker unter den Beruhigungsmitteln. Seine Inhaltsstoffe wirken beruhigend, entspannend, angstlösend und schlaffördernd. Er sorgt somit für einen ruhigen Schlaf und ist gut verträglich. Seine Wirkstoffe machen aber nicht müde, sodass er, wird er tagsüber eingenommen, Nervosität und Spannungszustände mindert sowie die Konzentrationsfähigkeit erhöht. Damit er zuverlässig wirkt, sollte er hoch dosiert werden: Zur Beruhigung und bei nervösen Störungen nimmt man 3-mal täglich **20–25**/ 40–50 Tropfen. Bei Schlafstörungen genügt eine einmalige Einnahme 30 Minuten vor dem Zubettgehen – allerdings beträgt dann die Dosierung **35**/ 70 Tropfen.

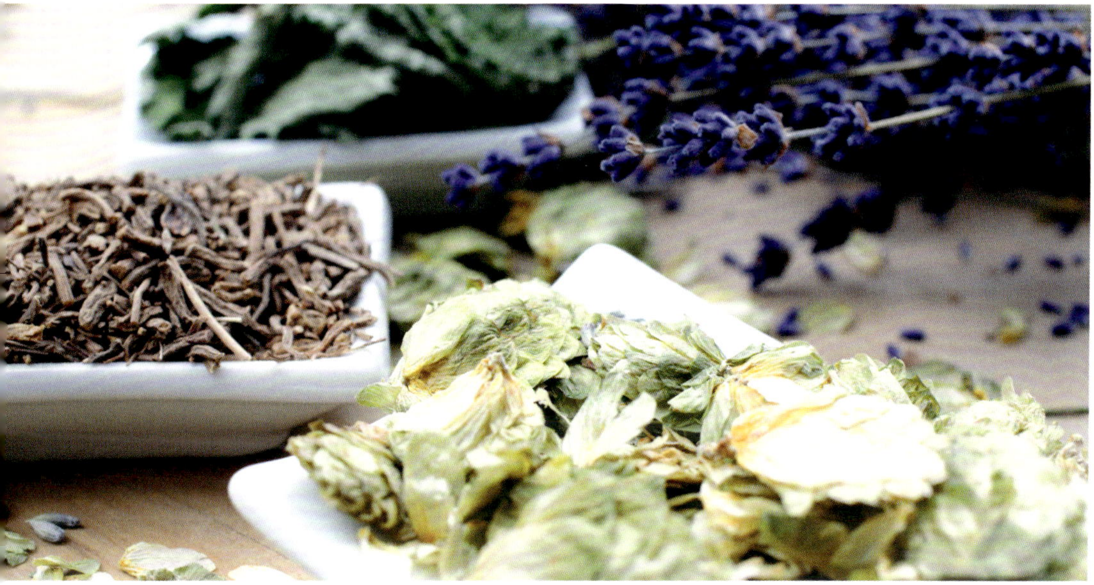

GUTE-NACHT-TROPFEN

Erholsamer Schlaf ist unbedingt notwendig, damit sich Körper, Seele und Geist regenerieren können. Unsere Gute-Nacht-Tropfen kombinieren beruhigende und schlaffördernde Heilpflanzen, die Sie nebenwirkungsfrei in die Traumwelt entführen. Die Pflanzen entfalten ihre volle Wirkung bereits nach einigen Tagen.

30 g / 15 g Hopfen (Zapfen)
20 g / 10 g Baldrian (Wurzel)
20 g / 10 g Melisse (Blatt)
10 g / 5 g Lavendel (Blüte)
Überwiegend 200 ml Ethanol 70 %
Überwiegend 200 ml Ethanol 40 % oder Spirituose (38–40 %)

Zubereitung der Tinktur nach Grundrezept (ab Seite 36).

Innerliche Anwendung: Geben Sie 20 / 40 Tropfen in eine Tasse Melissen- oder Lindenblütentee und trinken Sie dies 30 Minuten vor dem Zubettgehen.

Tipp Rituale können fürs Einschlafen hilfreich sein. Gehen Sie vor dem Schlafengehen immer der gleichen Beschäftigung nach. Es sollte etwas sein, das Ihnen Freude macht, zum Beispiel Spazierengehen, Lesen, Entspannungsmusik hören, Tagebuch schreiben, Entspannungsübungen machen, ein Tasse Kräutertee trinken oder Ähnliches.

HOPFEN

Hopfen (*Humulus lupulus*) wird vor allem als Bierwürze angebaut. Aber das Hanfgewächs hat auch enorme Heilwirkungen: Die bitteren Zapfen wirken beruhigend, schlaffördernd und appetitanregend. Außerdem hat Hopfen eine östrogenähnliche Wirkung, weshalb man ihn gerne bei Schlafstörungen in den Wechseljahren einsetzt. Angesichts der Lobeshymnen auf den Hopfen als Heilmittel können Sie ein abendliches alkoholfreies Bier durchaus auch als „Medizin“ betrachten. Klinische Studien haben übrigens gezeigt, dass bezüglich der Einschlafstörungen eine Kombination mit Baldrian wirkungsverstärkend ist.

NERVEN WIE DRAHTSEILE

An manchen Tagen wird unser Nervensystem von vielen Reizen strapaziert und gefordert. In solchen Stresssituationen braucht es Nerven wie Stahl, damit der Tag nicht im Chaos endet. Beruhigende und stärkende Heilpflanzen bringen Phasen der Entspannung und helfen, den Teufelskreis Stress zu durchbrechen.

30 g/ 15 g Taigawurzel (Wurzel)
30 g/ 15 g Baldrian (Wurzel)
20 g/ 10 g Jiaogulan (Kraut)
20 g/ 10 g Melisse (Blatt)
20 g/ 10 g Lavendel (Blüte)
Überwiegend 300 ml Ethanol 70 %
Überwiegend 300 ml Ethanol 40 % oder Spirituose (38–40 %)

Zubereitung der Tinktur nach Grundrezept (ab Seite 36).

Innerliche Anwendung: 3-mal täglich **15**/ 30 Tropfen in etwas Flüssigkeit einnehmen.

Tipp Die Pflanze mit dem Namen Jiaogulan macht stressresistent und beruhigt die Nerven. In China heißt sie „Kraut der Unsterblichkeit“. Sie enthält ähnliche Stoffe wie der Ginseng. Die winterharte Rankpflanze lässt sich bei uns sehr gut in Töpfen oder im Garten ziehen. Sie können daraus einen Tee oder eine Tinktur herstellen.

TAIGAWURZEL

Die Taigawurzel (*Eleutherococcus senticosus*) ist auch unter dem Namen Sibirischer Ginseng bekannt, weil sie eine ähnliche Wirkung wie der berühmte Ginseng aus Ostasien besitzt. Der mehrjährige Strauch aus den Wäldern Südsibiriens lässt sich in unseren Gärten kultivieren und kann im Freien überwintern. Die Wirkstoffe der Taigawurzel erhöhen die psychische und körperliche Belastbarkeit. Kein Wunder, dass russische Sportler bei der Olympiade 1984 auf dieses „natürliche Doping-Mittel“ setzten. Außerdem hemmt Taigawurzel die Adrenalinausschüttung und bietet so einen gewissen Schutz vor Stress. Und last, but not least verbessert die Heilpflanze nachweislich die Immunabwehr.

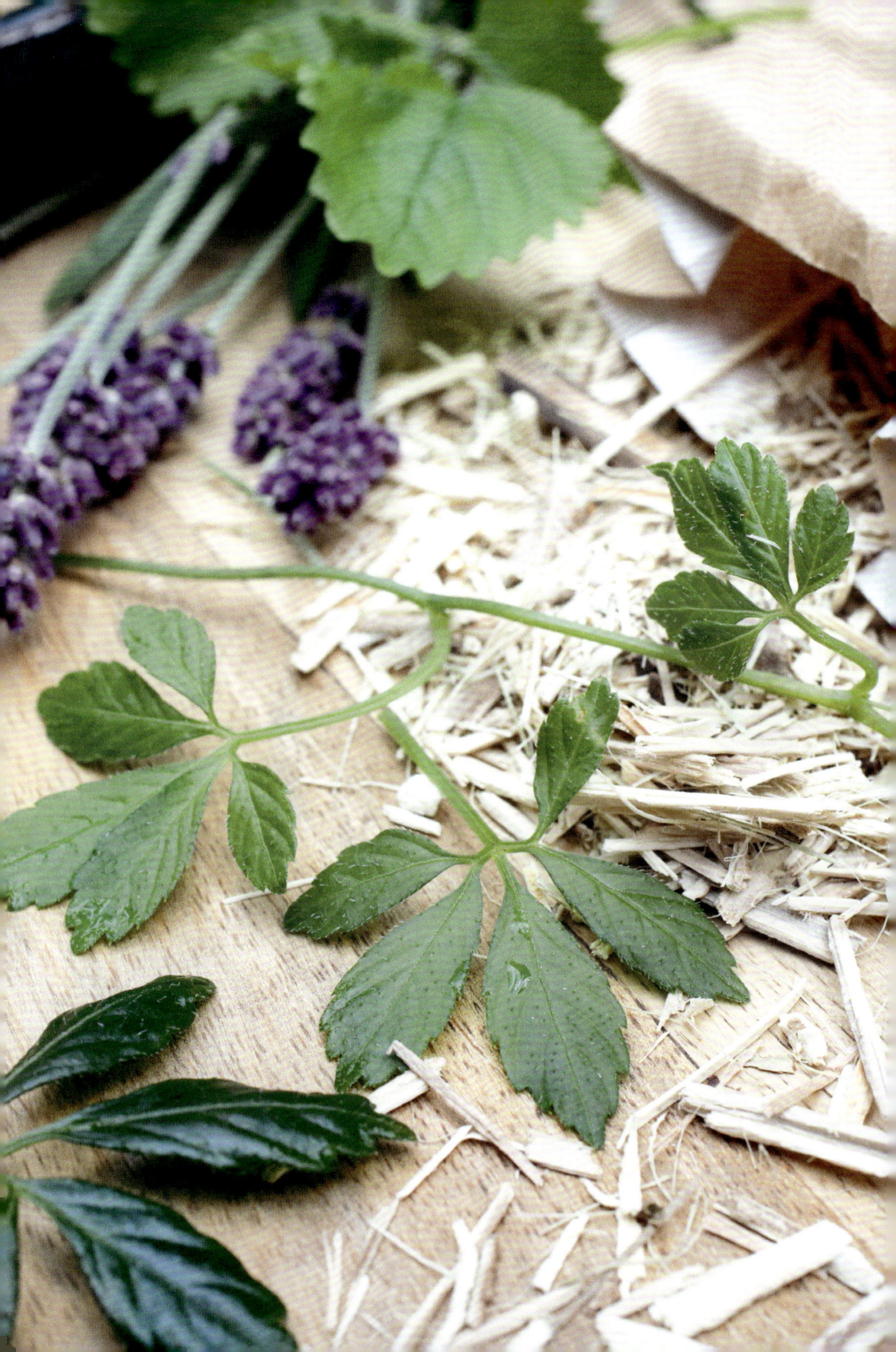

GUTE-LAUNE-TROPFEN

Wenn Sie sich in einem Stimmungstief befinden, niedergeschlagen, antriebslos oder traurig sind, können Sie sich in der Pflanzenwelt Unterstützung holen. Es gibt einige Heilpflanzen, die sich bei der Behandlung einer depressiven Verstimmung bewährt haben. Sie sind auch hilfreich bei Unsicherheit, Ängstlichkeit und nervöser Unruhe.

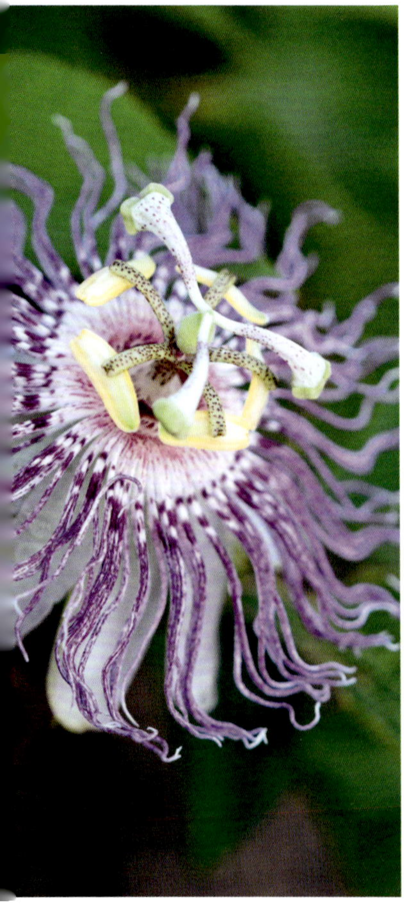

30 g Johanniskraut (Kraut)
20 g/ 10 g Passionsblume (Kraut)
20 g/ 10 g Baldrian (Wurzel)
20 g/ 10 g Engelwurz (Wurzel)
Überwiegend 220 ml Ethanol 60 %
Überwiegend 220 ml Ethanol 40 % oder Spirituose (38–40 %)

Zubereitung der Tinktur nach Grundrezept (ab Seite 36).

Innerliche Anwendung: 3-mal täglich 15/ 30 Tropfen in etwas Flüssigkeit einnehmen.
Hinweis: Der maximale Effekt tritt nach 4–6 Wochen ein.

DEPRESSIV ODER NUR SCHLECHT GELAUNT?

Kurze depressive Verstimmungen oder Stimmungsschwankungen sind vielen Menschen aus eigener Erfahrung bekannt. Sie dauern meist nur Stunden oder wenige Tage. Von einer Depression im Sinne einer psychischen Erkrankung spricht man, wenn die Symptome länger als 2 Wochen anhalten und mit völliger Antriebs- und Interessenlosigkeit einhergehen. In diesem Fall ist professionelle Hilfe erforderlich.

PASSIONSBLUME

Die Passionsblume (*Passiflora incarnata*) ist eine wunderschöne Kletterpflanze aus den Regenwäldern Mittelamerikas. Ihren Namen erhielt sie vom Aussehen ihrer außergewöhnlichen Blütenkrone, die an die Dornenkrone Christi in der Passionsgeschichte erinnern soll. Die Inhaltsstoffe wirken ausgleichend, beruhigend und mild angstlösend. Man verordnet sie bei nervöser Unruhe, Depressionszuständen und Einschlafstörungen. Da die Passionsblume bis zu –15° C Frost verträgt, kann sie im Weinbauklima angebaut werden.

AUS DER WURZEL KOMMT DIE KRAFT

Erschöpfungszustände sind in unserer Zeit häufig anzutreffen. Leistungsdruck, Stress und Mehrfachbelastungen spielen dabei eine große Rolle. Aus der nervlichen Erschöpfung kann unter Umständen schleichend ein Burnout-Syndrom entstehen. Deshalb ist es ratsam, rechtzeitig gegenzusteuern. Dabei können unsere Tropfen als begleitende und unterstützende Maßnahme eingesetzt werden.

10 g Ginseng (Wurzel)
20 g/ 10 g Engelwurz (Wurzel) oder ersatzweise Meisterwurz (Wurzel)
10 g Rosenwurz (Wurzel) oder Taigawurzel
30 g/ 15 g Baldrian (Wurzel)
20 g Ingwer (Wurzelstock)
Überwiegend 280 ml Ethanol 70 %
Überwiegend 280 ml Ethanol 50 %

Zubereitung der Tinktur nach Grundrezept (ab Seite 36).

Innerliche Anwendung: 3-mal täglich 15/ 30 Tropfen. Einnahmedauer je nach Ausgangssituation 3–12 Wochen.

Tipp Ergänzen Sie Ihre Nahrung mit Blütenpollen. Was die Honigbienen für ihren Nachwuchs einsammeln, stellt sich als Kraftpaket heraus: Die Pollen besitzen eine unglaubliche Nährstoffdichte, denn sie enthalten fast alle lebensnotwendigen Vitalstoffe. Man spricht ihnen neben zahlreichen Gesundheitswirkungen auch eine leistungssteigernde Wirkung zu.

GINSENG

Der Asiatische Ginseng (*Panax ginseng*) galt und gilt in Korea und China als Sinnbild für Gesundheit und ein langes Leben. Ginseng steigert die körperliche und geistige Leistungsfähigkeit sowie das körpereigene Immunsystem. Somit kann sich der Organismus besser an Stresssituationen anpassen. Auf dem Markt sind Roter wie auch Weißer Ginseng erhältlich, wobei es sich aber nicht um zweierlei Pflanzen handelt. Ihre unterschiedliche Farbe ist durch verschiedene Verarbeitungs- und Trocknungsprozesse bedingt. Es gibt auch Firmen, die in Deutschland angebauten Ginseng anbieten (siehe Seite 155). Sie können sich die außergewöhnliche Pflanze sogar in Ihren eigenen Garten holen. Der „König der Heilpflanzen" benötigt einen Schattenplatz und gute Feuchtigkeitsversorgung.

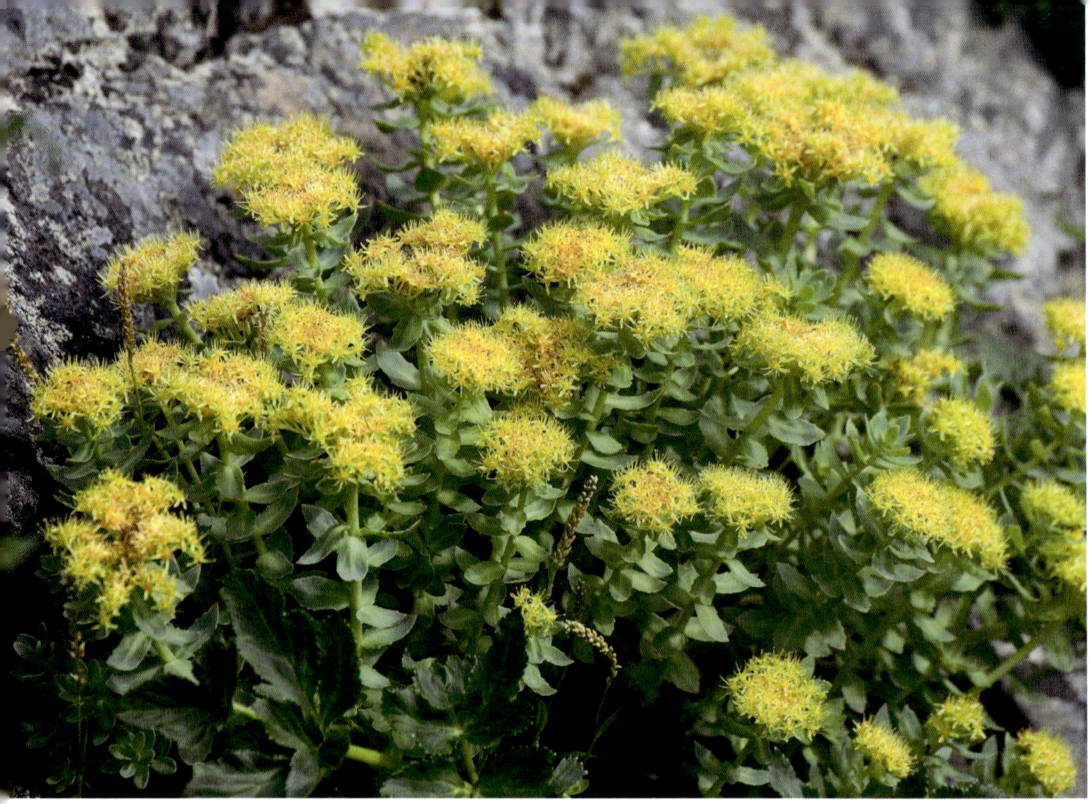

FIT IM KOPF

Es gibt Heilpflanzen, die positiv auf das Gehirn wirken. Sie zeichnen sich dadurch aus, dass sie Gedächtnis, Konzentration und Lernfähigkeit verbessern. Ihre Inhaltsstoffe sorgen vielschichtig für eine bessere Leistungsfähigkeit unseres Gehirns.

15 g Rosenwurz (Wurzel)
20 g/ 10 g Heiliges Basilkum/Tulsi (Kraut)
20 g/ 10 g Melisse (Blatt)
20 g/ 10 g Rosmarin (Blatt)
Überwiegend 220 ml Ethanol 70 %
Überwiegend 220 ml Ethanol 40 % oder Spirituose 38–40 %

Zubereitung der Tinktur nach Grundrezept (ab Seite 36).

Innerliche Anwendung: Geben Sie 3-mal täglich **15**/ 30 Tropfen in eine Tasse Wasser oder Grüntee.

GEHIRN-„DOPING"

Auch Grüntee ist ein Fitmacher fürs Gehirn und steigert die Konzentrationsfähigkeit. Seine Wirkstoffe stimulieren den Geist, schärfen das Gedächtnis und verbessern das Lernvermögen. Das im Grüntee enthaltene Koffein, früher Tein genannt, wirkt im Vergleich zum Kaffee wesentlich harmonischer und langanhaltender.

ROSENWURZ

Die Rosenwurz (*Rhodiola rosea*) gehört zu den Dickblattgewächsen. Die winterharte Gebirgspflanze kann auch im Garten kultiviert werden. Sie bevorzugt trockene und leicht saure Böden. Die Wirkstoffe im Wurzelstock mindern Stress und steigern die körperliche und geistige Leistungsfähigkeit. Sie verlängern die Aufmerksamkeitsspanne und verbessern die Arbeitsleistung des Gedächtnisses.
Wir empfehlen Ihnen im Bedarfsfall eine kurmäßige Einnahme von 3 Monaten.

STOPP DEM SPANNUNGSKOPFSCHMERZ

Spannungskopfschmerzen sind oft mit Verspannungen der Muskulatur von Schulter, Hals und Nacken verbunden. Ausgelöst wird dies meist durch angespannte Haltung am Schreibtisch oder Computer. Aber auch Hektik, Zeitdruck und Sorgen können das Gehirn überreizen und zu dumpfen, drückenden Kopfschmerzen führen. Schmerzlindernde und krampflösende Heilpflanzen unterstützen die Behandlung.

40 g/ 20 g Mädesüß (Blüte)
30 g/ 15 g Weide (Rinde)
30 g/ 15 g Lavendel (Blüte)
Überwiegend 150 ml Ethanol 60 %, 100 ml Glycerin 86 %
Überwiegend 250 ml Ethanol 40 % oder Spirituose 38–40 %

Zubereitung der Tinktur nach Grundrezept (ab Seite 36).

Innerliche Anwendung: 3- bis 5-mal täglich **15**/ 30 Tropfen.

Tipp Ein entspannendes Vollbad (38 °C) kann Wunder wirken. Beruhigende Badezusätze wie Lavendel oder Rose fördern noch die Entspannung. Auch durchblutungsfördernde Heilpflanzen (Rosmarin, Fichtennadeln) eignen sich als Badezusatz. Geben Sie die Pflanzen entweder als fertigen Badezusatz, als Tee oder als ätherisches Öl dem Badewasser zu.

MÄDESÜSS

Mädesüß (*Filipendula ulmaria*) bevorzugt feuchte Standorte und ist deshalb oft an Bachläufen zu finden. Die alte Heilpflanze wurde früher zum Süßen (und Aromatisieren) von Met verwendet, daher der Name Mädesüß. Am Duft scheiden sich allerdings die Geister, einige finden ihn betörend, andere viel zu aufdringlich. Die Pflanze ist nicht nur entzündungshemmend, sie senkt auch Fieber und lindert Schmerzen. Dafür verantwortlich sind unter anderem die enthaltenen Salicylate, die auch bei der Weide und der Pappel vorkommen.

SCHMERZROLLER

Das ätherische Öl der Pfefferminze ist ein bewährtes Mittel bei Kopfschmerzen. Je nach Sitz des Schmerzes werden mit dem Roller Stirn, Schläfen oder Nacken eingerieben. Achten Sie aber darauf, dass nichts in die Augen gelangt.

- 20 Tropfen ätherisches Pfefferminzöl
- 5 Tropfen ätherisches Lavendelöl

10 ml Ethanol 50 %

Zutaten in ein Roll-on-Fläschchen geben und kräftig durchschütteln.

Äußerliche Anwendung: Fahren Sie mit den Roller 3- bis 4-mal stündlich über die betroffenen Stellen. Keine Daueranwendung über den ganzen Tag!

Achtung: Bei Kindern unter 6 Jahren darf der Schmerzroller nicht angewendet werden.

DAS MENTHOL MACHT'S

Das ätherische Öl der Pfefferminze erregt die Kälterezeptoren der Haut und blockiert dadurch die Schmerzleitung. Deshalb hinterlassen Pfefferminz- oder mentholhaltige Duschgels einen kühlenden Effekt auf der Haut. Außerdem fördert das ätherische Öl die Durchblutung und wirkt somit krampflösend auf die verspannte Muskulatur. In Studien konnte nachgewiesen werden, dass Pfefferminze bei Kopfschmerzen genauso gut wirkt wie die Standard-Schmerzmittel Aspirin und Paracetamol (je 2 x 500 mg).

Tipp Nehmen Sie unterstützend zum Schmerzroller unsere Tinktur gegen Spannungskopfschmerz ein (Seite 121).

PFEFFERMINZE

Die Pfefferminze (*Mentha x piperita*) gehört zu den mentholhaltigen Minzen. Der Stoff Menthol ist hauptsächlich für das Kälteempfinden und die daraus resultierende Schmerzlinderung verantwortlich. Viele andere Minze-Arten, zum Beispiel die Marokkanische Minze oder die Orangenminze, besitzen dieses Menthol nicht. Besonders viel Menthol enthält aber eine asiatische Art, *Mentha arvensis*, deren Öl als „Japanisches Heilpflanzenöl" gehandelt wird.

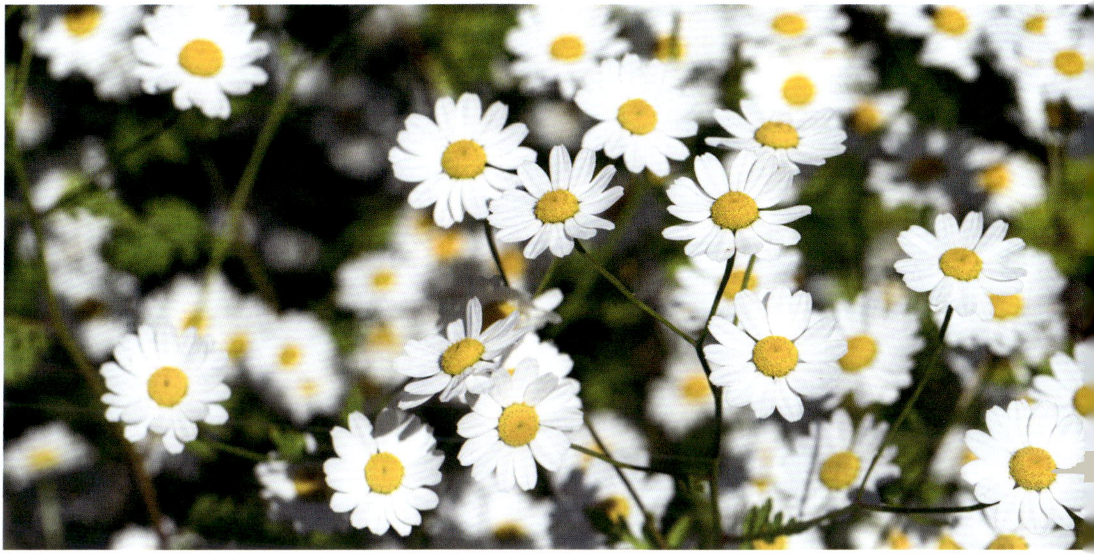

MIGRÄNE-TINKTUR

Das Wort Migräne stammt aus dem Altgriechischen und heißt „halber Schädel", treten doch die heftigen Schmerzattacken meist halbseitig auf. Vor allem Frauen sind von den pochenden Schmerzen betroffen, weil Schwankungen der weiblichen Geschlechtshormone zu den häufigen Ursachen für Migräne gehören. Das Mutterkraut hat sich gerade bei dieser hormonell bedingten Migräne bestens bewährt.

60 g Mutterkraut (Kraut)
150 ml Ethanol 70 %

Zubereitung der Tinktur nach Grundrezept (ab Seite 36).

Innerliche Anwendung: Für einen langfristigen Erfolg sollten Sie eine Kur von 3 Monaten durchführen mit folgender Dosierung: 1-mal täglich **30** Tropfen am Vormittag. Bei akuten Beschwerden stündlich 5 Tropfen.
Gegenanzeigen: Kontaktallergie gegen Korbblütler, Schwangerschaft und Stillzeit.

Tipp Wenn Sie Mutterkraut im Garten haben, dann können Sie eine Frisch-Blatt-Kur starten: Verspeisen Sie 4 Wochen lang täglich ein großes Blatt auf einem Stück Butterbrot. Butter erleichtert die Einnahme und sorgt für eine bessere Wirkstoffaufnahme. Danach machen Sie eine 4-wöchige Pause. Diesen Turnus können Sie zweimal wiederholen.

MUTTERKRAUT

Das Mutterkraut (*Tanacetum parthenium*) ist eine alte Zierpflanze, die früher traditionell zum Bauerngarten gehörte. Im Mittelalter war es eine wichtige Heilpflanze gegen Fieber und Kopfschmerzen. Außerdem nutzte man es, um Menstruationskrämpfe zu lindern, die Geburt zu erleichtern und die Nachgeburt auszutreiben. Daher der Name (Gebär-) Mutterkraut. Neuere Studien konnten belegen, dass der Korbblütler sowohl die Häufigkeit als auch die Intensität von Migräneanfällen vermindert. Dazu wurde das Mutterkrautextrakt täglich prophylaktisch eingenommen.

MELISSENGEIST

Unser Melissengeist basiert auf jahrhundertealten Klosterrezepturen. Zahlreiche traditionelle Heilpflanzen sorgen für ein reichhaltiges Wirkstoffspektrum. Die Wirkstoffe beruhigen und stabilisieren das Nervensystem und fördern somit die Schlafbereitschaft. Außerdem wird das Herz-Kreislauf-System gestärkt sowie Magen- und Darmbeschwerden gelindert. Äußerlich aufgetragen wird die Hautdurchblutung gefördert, wodurch Verspannungen und Gliederschmerzen gelöst werden.

50 g/ 25 g Melisse (Blatt)
30 g/ 15 g Engelwurz (Wurzel)
15 g Galgant (Wurzelstock)
15 g Zitrone (Schale)
20 g/ 10 g Ingwer (Wurzelstock)
20 g/ 10 g Alant (Wurzel)
5 g Nelke (Blütenknospe)
5 g Zimt (Rinde)
5 g Kardamom (Frucht)
5 g Koriander (Frucht)
3 g Muskatnuss (Samen)
3 g Pfeffer (Frucht)
Überwiegend 520 ml Ethanol 80 %
Überwiegend 520 ml Ethanol 60 %

Zubereitung der Tinktur nach Grundrezept (ab Seite 36).

Innerliche Anwendung: 3-mal täglich **15**/ 30 Tropfen in etwas Wasser oder Tee.

Äußerliche Anwendung: 1:1 mit Wasser verdünnt als Einreibung.

Tipp Sie können das Rezept noch verstärken, indem Sie jeweils 2 Tropfen ätherisches Zimtöl, Nelkenöl und Melissenöl zugeben. Echtes ätherisches Melissenöl ist allerdings sehr teuer. Das liegt am geringen Ölgehalt der Melisse. Man benötigt 7000 kg Blätter, um 1 kg Öl zu gewinnen.

MELISSENGEIST – HEILMITTEL AUS DER KLOSTERAPOTHEKE

Nach der Entdeckung des Alkoholdestillierens begann man sehr bald damit, den Alkohol mit Kräutern zu versetzen. Im Jahre 1611 wurde in einem Pariser Kloster ein Destillat kreiert, das den Namen „Karmelitergeist“ trug. Die geschäftstüchtige Nonne Marie Clementine wandelte das Rezept geringfügig ab und brachte 1825 den „Klosterfrau Melissengeist“ auf den Markt, der unter diesem Namen Weltruhm erlangte.

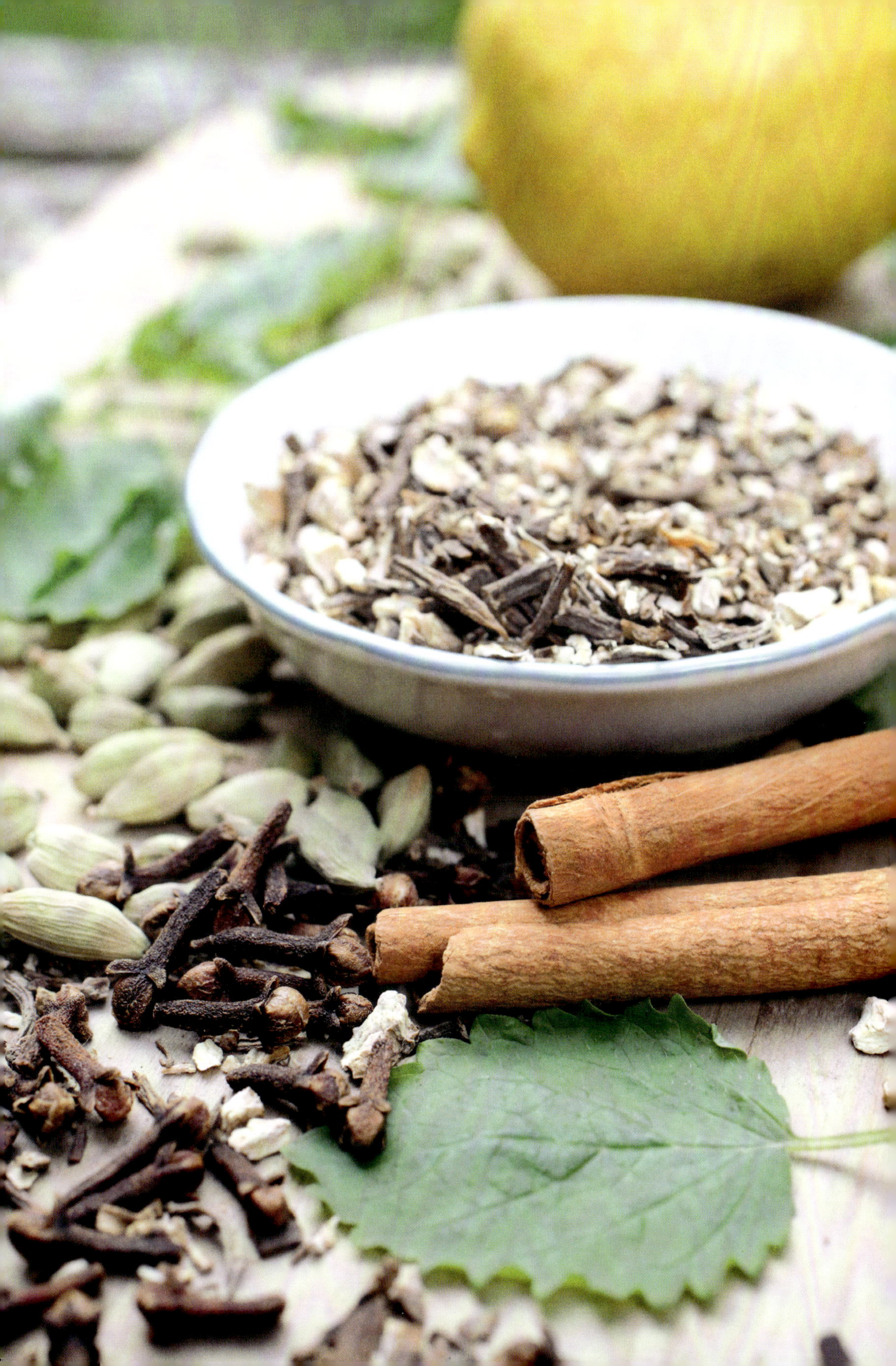

Heilsames für die Frau

EINZELTINKTUREN FÜR DIE FRAUENHEILKUNDE

Frauenbeschwerden sind eng verknüpft mit dem weiblichen Zyklus. Zu den möglichen Störungen gehören krampfartige Schmerzen, starke Blutungen, Zyklusstörungen oder Wechseljahrbeschwerden. Unter den frauenspezifischen Heilpflanzen gibt es einige besonders wichtige, die sich zur Herstellung einer Einzeltinktur anbieten.

Die wichtigsten Einzeltinkturen:
Frauenmantel-Tinktur (Kraut) **50 %**/ 40 %
Gänsefingerkraut-Tinktur **50 %**/ 40 %
Hirtentäschel-Tinktur (Kraut) **50 %**/ 40 %
Johanniskraut-Tinktur (Kraut) **70 %**
Kamillen-Tinktur (Blüte) **70 %**/ 50 %
Melissen-Tinktur (Blatt) **70 %**/ 50 %
Salbei-Tinktur (Blatt) **70 %**/ 50 %
Schafgarben-Tinktur (Blüte) **70 %**/ 50 %

Zubereitung der Tinkturen nach Grundrezept (ab Seite 36). Die Wirkungen der Einzeltinkturen können Sie in der Tabelle ab Seite 138 nachschlagen.

FRAUENMANTEL-TINKTUR

Der Frauenmantel (*Alchemilla xanthochlora*) war im Mittelalter eine bedeutende Marienpflanze. Die Blattform wurde von den gläubigen Menschen mit dem Mantel Marias assoziiert, unter dem sie den Bedürftigen und Kranken Schutz gewährte. Schon damals nutzte man den Frauenmantel in erster Linie als Frauenheilmittel, obwohl er auch als hervorragendes Wundkraut gelobt wurde. Seine Vorzüge kommen bei jeglichen Menstruationsbeschwerden zum Tragen. Bei leichten Beschwerden nehmen Sie ihn während der Menstruation ein, sollten Sie schon Beschwerden an den „Tagen vor den Tagen" (Prämenstruelles Syndrom) haben, wenden Sie ihn bereits da an. Bei immer wiederkehrenden Beschwerden (selbstverständlich sollten diese medizinisch abgeklärt werden) lohnt es sich, den Frauenmantel kurmäßig über 6–12 Wochen einzunehmen. Die Dosierung beträgt 3-mal täglich **10**/ 20 Tropfen. Aufgrund seines Gerbstoffgehalts findet er auch Verwendung bei Durchfallerkrankungen und als Gurgelmittel bei Entzündungen im Mund- und Rachenraum.

WENN DIE BLUTUNG SCHMERZT

Kurz bevor die Blutung einsetzt, machen krampfartige Schmerzen im Unterbauch und im unteren Rücken vielen Frauen allmonatlich zu schaffen. In der Regel lassen sich Menstruationsschmerzen sanft mit krampflösenden Heilpflanzen lindern.

40 g / 20 g Gänsefingerkraut (Kraut)
30 g / 15 g Kamille (Blüte)
20 g / 10 g Frauenmantel (Kraut)
20 g / 10 g Schafgarbe (Blüte)
Überwiegend 270 ml Ethanol 60 %
Überwiegend 270 ml Ethanol 40 % oder Spirituose 38–40 %

Zubereitung der Tinktur nach Grundrezept (ab Seite 36).

Innerliche Anwendung: Geben Sie 3-mal täglich 10/20 Tropfen in eine Tasse Wasser oder Kamillentee. Beginnen Sie die Anwendung am besten schon 1–2 Tage vor der erwarteten Blutung.

Tipp Ein Heublumensäckchen wird nach Packungsanleitung in Wasserdampf erwärmt. Sobald es sich auf verträgliche Temperatur abgekühlt hat, legen Sie es etwa 30 Minuten auf den Unterbauch. Das regt die Durchblutung an, wirkt krampflösend und mildert somit die Regelschmerzen.

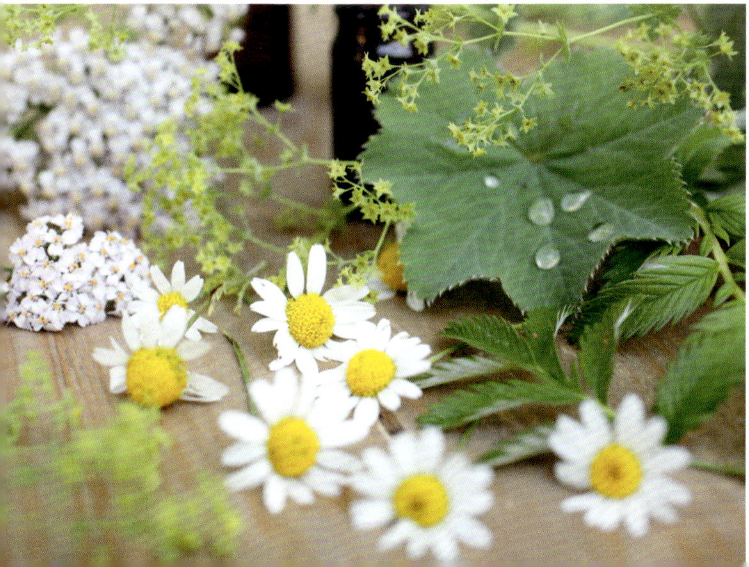

GÄNSEFINGERKRAUT
Das Gänsefingerkraut (*Argentina anserina*) gehört zu den Rosengewächsen. Die gefiederten Blätter der am Boden kriechenden Pflanze sind unterseits silbrig behaart. Die Blätter sind wegen ihrer krampflösenden Wirkung sehr hilfreich bei Menstruationsbeschwerden und haben schon vielen Frauen Erleichterung gebracht. Man nutzt sie aber auch zum Gurgeln bei Entzündungen im Mund- und Rachenraum. Vor allem im Mittelalter war das Gänsefingerkraut eine wichtige Heilpflanze bei Durchfallerkrankungen.

REGLER FÜR DIE REGELBLUTUNG

Starke und lang andauernde Regelblutungen sind nicht selten. Mit blutungsstillenden, blutungsregulierenden und gebärmutterstärkenden Heilpflanzen können Sie eine sanfte Regulierung herbeiführen. Grundsätzlich sollten jedoch organische Ursachen, etwa Myome oder Endometriose, ärztlich abgeklärt werden.

40 g Hirtentäschel (Kraut)
30 g/15 g Frauenmantel (Kraut)
30 g/15 g Schafgarbe (Blüte)
Überwiegend 250 ml Ethanol 50 %
Überwiegend 250 ml Ethanol 40 % oder Spirituose 38–40 %

Zubereitung der Tinktur nach Grundrezept (ab Seite 36).

Innerliche Anwendung: Mehrmals täglich **10**/20 Tropfen in Wasser oder Schafgarbentee trinken. Beginnen Sie die Anwendung am besten schon einige Tage vor der zu erwartenden Blutung.

FOLGE: EISENMANGEL

Starke Blutungen können zu Eisenmangel führen. Typische Anzeichen sind Blässe, kalte Hände und Füße, Schwindel und Müdigkeit. Gleichen Sie den Eisenmangel mit roten Säften (Holunder, Rote Beete, Schwarze Johannisbeere) aus. Bereichern Sie Ihren Speiseplan mit eisenhaltigen Lebensmitteln wie Sesam, Kürbiskerne, Hülsenfrüchte und Wildkräuter (Brennnessel, Franzosenkraut, Vogelmiere).

HIRTENTÄSCHEL

Das Hirtentäschel (*Capsella bursa-pastoris*) gehört zu den Kreuzblütengewächsen. Der Name bezieht sich auf die taschenförmigen Schötchen, die den Umhängetaschen der mittelalterlichen Hirten ähnlich sehen. Man findet es oft auf Äckern sowie in Gärten und Weinbergen. Die kleine Pflanze galt schon im Mittelalter als Blutstillerin. In der Frauenheilkunde wird die Tinktur vor allem bei zu starken Blutungen eingesetzt. Außerdem verwenden es Hebammen zur Austreibung der Nachgeburt sowie zur Anregung des Wochenflusses. Während der Schwangerschaft darf die Tinktur nicht angewendet werden. Als Kompresse äußerlich angewandt, lassen sich damit Blutungen aus Wunden sehr gut stillen.

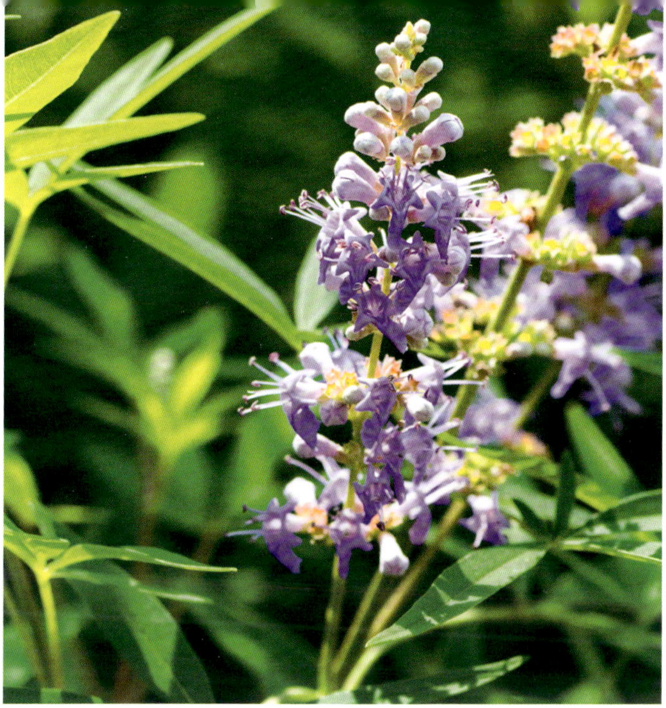

PRÄMENSTRUELLES SYNDROM (PMS)-TROPFEN

Während der „Tage vor den Tagen" kommt es bei vielen Frauen zu einem hormonellen Ungleichgewicht. Dadurch können viele Beschwerden hervorgerufen werden, von Stimmungsschwankungen und Gereiztheit bis hin zu Kopfschmerzen und Spannen der Brüste. Man bezeichnet diese Beschwerden als Prämenstruelles Syndrom (PMS). Mithilfe der PMS-Tropfen können Sie die besagte Zeit wunderbar „entschärfen".

20 g / 10 g Brennnessel (Blatt)
20 g / 10 g Johanniskraut (Kraut)
30 g / 15 g Melisse (Blatt)
30 g / 15 g Frauenmantel (Kraut)
20 g / 10 g Schafgarbe (Blüte)
Überwiegend 300 ml Ethanol 60 %
Überwiegend 300 ml Ethanol 40 % oder Spirituose 38–40 %

Zubereitung der Tinktur nach Grundrezept (ab Seite 36).

Innerliche Anwendung: 3-mal täglich 10 / 20 Tropfen in etwas Wasser oder Melissentee.

WENN DIE TINKTUR ALLEIN NICHT REICHT

In der Regel reicht die Tinktur an den „Tagen vor den Tagen" als alleinige Therapie aus. Sollten die Beschwerden immer wieder auftreten, sprechen Sie mit Ihrem Therapeuten. In Absprache mit ihm können Sie auch den etwas stärker wirkenden Mönchspfeffer als standardisiertes Arzneimittel einnehmen.

MÖNCHSPFEFFER (KEUSCHLAMM)

Der Mönchspfeffer (*Vitex agnus-castus*) ist im gesamten Mittelmeergebiet heimisch. In milden Weinbaugebieten können Sie den bis zu 4 m hohen Strauch auch bei uns anpflanzen. Mönchspfeffer ist das meistgenutzte pflanzliche Arzneimittel bei PMS-Beschwerden. Die Früchte des Lippenblütengewächses regulieren das hormonelle Ungleichgewicht und bringen den Körper in Balance. Dadurch werden die hormonell bedingten Beschwerden gelindert. Die deutschen Namen Mönchspfeffer und Keuschlamm kommen übrigens daher, weil die Mönche einst die pfefferähnlichen Früchte nutzten, um ihre Triebe zu zügeln. Sie wurden keusch wie ein Lamm!

WECHSELJAHR-TROPFEN

In den Wechseljahren findet eine hormonelle Umstellung statt. Bei manchen Frauen verläuft das ohne weitere Beschwerden, manche leiden aber unter trockener Haut, Gereiztheit, Schlaflosigkeit, Hitzewallungen usw. Zum Glück gibt es zahlreiche östrogenwirksame Heilpflanzen, die auf sanftem Wege Linderung verschaffen.

30 g/ 15 g Weißdorn (Blüte mit Blatt)
30 g/ 15 g Rotklee (Blüte)
30 g/ 15 g Johanniskraut (Kraut)
30 g/ 15 g Hopfen (Zapfen)
Überwiegend 300 ml Ethanol 60 %
Überwiegend 300 ml Ethanol 40 % oder Spirituose 38–40 %

Zubereitung der Tinktur nach Grundrezept (ab Seite 36).

Innerliche Anwendung: 3-mal täglich 10/ 20 Tropfen kurmäßig über 3 Monate einnehmen.

AUCH TRAUBENSILBERKERZE HILFT

Bei stärkeren Beschwerden empfiehlt es sich, in Absprache mit Ihrem Therapeuten auf standardisierte Traubensilberkerze-Präparate aus der Apotheke zurückzugreifen. Die Wurzeln dieser Indianerpflanze enthalten Wirkstoffe, die östrogenartige Eigenschaften besitzen.

Tipp Es gibt auch einige Lebensmittel, die Phytoöstrogene (pflanzliche Östrogene) enthalten. Dazu gehören Sojaprodukte wie Tofu oder Sojamilch, aber auch Leinsamen, Linsen und Bohnen. Mit solchen Lebensmitteln kann die nachlassende Produktion der körpereigenen Hormone abgemildert werden. Sollten Sie „nur“ unter Hitzewallungen leiden, ist der Salbei die Pflanze der Wahl (Seite 56) und reicht als Einzeltinktur gewöhnlich aus.

ROTKLEE

Der Rotklee (*Trifolium pratense*), manchmal auch Wiesenklee genannt, ist reich gesegnet mit Isoflavonen. Isoflavone sind östrogenähnliche Stoffe, die als natürliche Alternative zur Hormonersatztherapie mit synthetischen Hormonen angeboten werden. Studien an der Universitätsklinik für Frauenheilkunde in Wien konnten ihre positive Wirkung bei Wechseljahrbeschwerden eindeutig belegen.

STILL-TROPFEN

Stillen ist die beste „Medizin“ und zugleich die beste Nahrung für Ihr Baby, denn Muttermilch enthält zahlreiche Immunstoffe. Um die Bildung von Muttermilch in Gang zu bringen oder auch zu halten, gibt es einige verlässliche Heilpflanzen. Diese haben zudem den Vorteil, dass sie Blähungen bei Mutter und Kind verhindern, geht doch die entblähende Wirkung der eingenommenen Pflanzen auch in die Muttermilch über.

20 g Anis (Frucht)
20 g Fenchel (Frucht)
15 g Dill (Frucht)
15 g Kümmel (Frucht)
120 ml Wasser, 230 ml Glycerin 99 %

Zubereitung der Tinktur nach Grundrezept (ab Seite 36).

Innerliche Anwendung: Nehmen Sie 3-mal täglich 10/20 Tropfen in Kamillen- oder Fencheltee zu sich.

VIEL MILCH IM SCHLAF

Ruhe, Entspannung und ausreichend Schlaf sind für die Anregung der Milchbildung ebenfalls wichtig. Vor allem während der Schlafphase wird das milchbildende Hormon Prolaktin gebildet. Bei Schlafmangel kommt die Produktion ins Stocken.

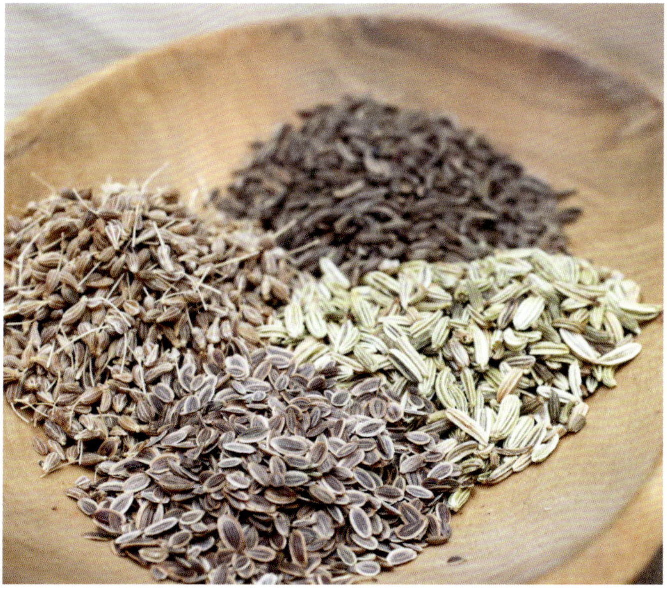

FENCHEL

Der Fenchel (*Foeniculum vulgare*) ist ein mehrjähriges Doldenblütengewächs aus dem Mittelmeerraum. Trotz südlicher Herkunft ist er auch bei uns winterhart. Schon der antike Arzt Dioskorides beschreibt seine Kraft, „die Milchabsonderung und die Menstruation zu befördern“. Die kleinen, würzigen Früchte regen aber nicht nur die Milchbildung an, sondern sie besitzen auch eine starke entblähende Wirkung. Außerdem kann Fenchel wegen seiner schleimlösenden Eigenschaften ebenso sehr gut bei Husten eingesetzt werden.

Die Ausleitungstherapie

Im Laufe unseres Lebens kommen wir immer wieder mit Schadstoffen in Berührung, die auf Dauer unseren Organismus belasten können. Wir nehmen sie zum Beispiel über die Nahrung (Farb-, Aroma- und Konservierungsstoffe, Pestizide) oder über die Atemluft (Autoabgase, Zigarettenrauch) auf. Um sie wieder loszuwerden, kann unser Körper gut eine Hilfestellung gebrauchen. Heilpflanzen können sie ihm geben.

Schadstoffe, die sich in unserem Körper angereichert haben, können unser Gewebe und die Stoffwechselfunktionen stark belasten. Das äußert sich dann in Symptomen wie Erschöpfung, Konzentrationsstörungen, Antriebsschwäche oder auch erhöhter Infektanfälligkeit. Spätestens jetzt benötigt das natürliche Ausleitungssystem unseres Körpers Unterstützung. Hier bieten sich Heilpflanzen an, die gezielt unsere Entgiftungsorgane Leber, Niere, Haut und Lymphe anregen und stärken.

Schon in der griechischen Antike waren Kuren, die die Ausscheidung und Entgiftung anregen sollten, ein wichtiges Instrument zur Gesunderhaltung sowie zur unterstützenden Behandlung von Erkrankungen.

In der klassischen Naturheilkunde werden Ausleitungen häufig angewandt, sei es bei sogenannten Frühjahrskuren, sei es als begleitende Maßnahme zu Fastenkuren, bei rheumatischen Erkrankungen oder bei Hauterkrankungen.

DER DARM ALS ENTGIFTUNGSORGAN

Auch der Darm spielt als Ausleitungsorgan eine bedeutende Rolle. Er spaltet die Nahrung auf und resorbiert die enthaltenen Nährstoffe. Der unbrauchbare Rest wird von Wasser befreit, dickt ein und wird ausgeschieden. Ist die Verdauung gestört, funktioniert dieser Entgiftungsprozess nicht ausreichend. Somit kommt es bei Verstopfung zu einer Art „Rückvergiftung“. Es ist deshalb wichtig, dass die Verdauung im Fluss bleibt. Sollten Sie unter akuter Verstopfung leiden, können Sie für maximal eine Woche Faulbaumrinden-Tee oder Sennesblätter-Tee trinken. Zur langfristigen Regulierung der Verdauung empfehlen sich Leinsamen.

Sennesblätter-Tee: 2 TL Droge mit 250 ml lauwarmem Wasser ansetzen und 6–12 Stunden stehen lassen; danach abgießen und abends trinken.
Faulbaumrinden-Tee: 1 TL Droge mit 250 ml kochendem Wasser übergießen, 10 Minuten ziehen lassen; danach abgießen und abends trinken.

Leinsamen, unzerkleinert: 2- bis 3-mal täglich 15 g (1 EL) zwischen den Mahlzeiten zusammen mit reichlich Flüssigkeit (150 ml Wasser pro 1 EL) einnehmen.

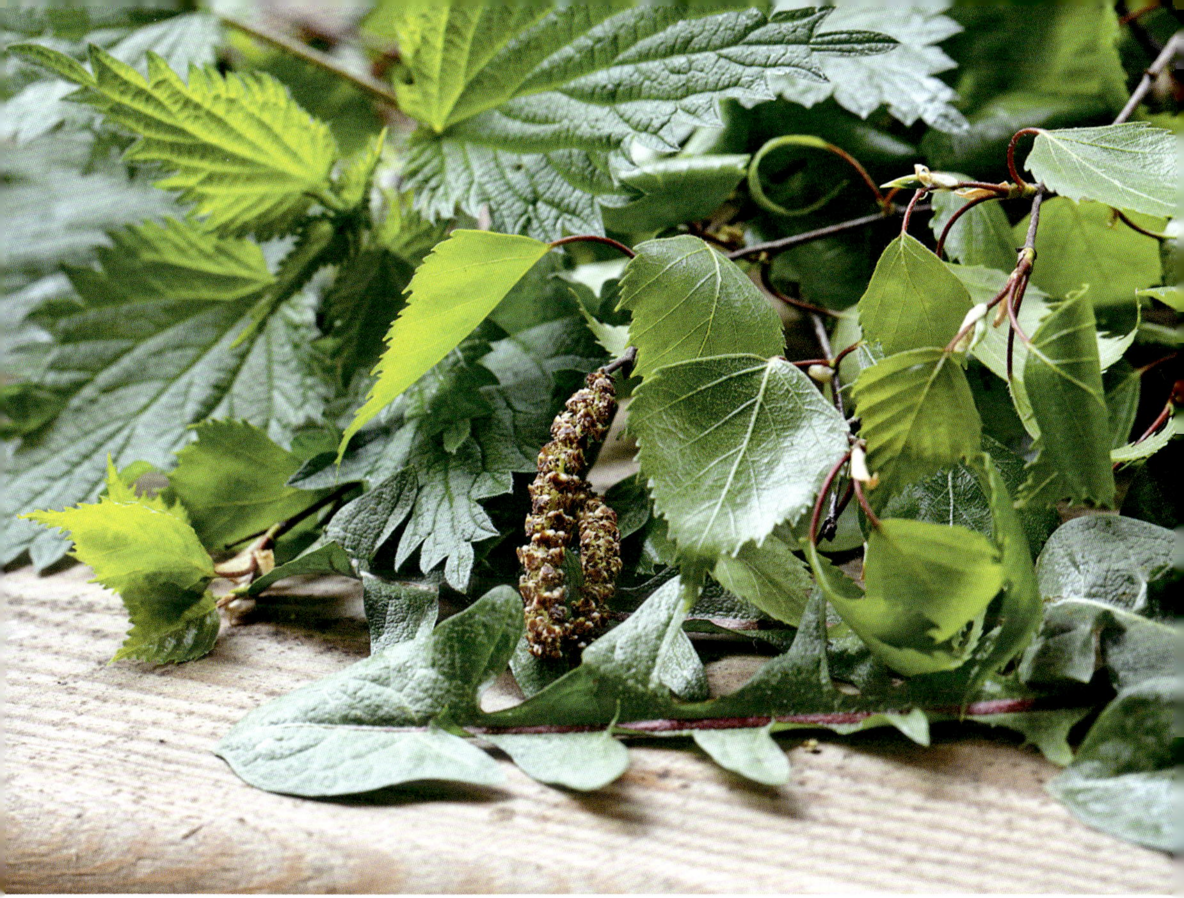

Birke, Brennnessel und Löwenzahn sind klassische Ausleitungspflanzen.

Unser Ausleitungskonzept

Unser Ausleitungskonzept besteht, wie sollte es anders sein, aus verschiedenen Tinkturen. Diese werden nach einem bestimmten Schema eingenommen (Einnahmeplan Seite 134) und regen dadurch die vier Ausleitungssysteme des Körpers im Wechsel an.

1. Die Leber

Die Leber ist das zentrale Entgiftungsorgan

- von körpereigenen Giftstoffen (z.B. Ammoniak, Östrogene),
- von körperfremden Giftstoffen (z.B. Medikamente, Farb- und Konservierungsstoffe).

2. Die Niere

Die Niere ist das Filtrationsorgan,

- um das Blut zu reinigen
- und Stoffwechselendprodukte und giftige Substanzen auszuscheiden.

3. Die Haut

Die Haut zählt zu den größten Organen unseres Körpers. Sie wird oft als die „dritte Niere" bezeichnet.

- Sie leitet über den Schweiß Giftstoffe aus.

Tipp Um die Ausleitung zu unterstützen, sollten Sie unbedingt auf eine ausreichende Flüssigkeitszufuhr achten, also mindestens 1,5 l Wasser über den Tag verteilt trinken. Geben Sie die gesamte Tagesdosis der Tinkturen morgens in das Wasser und trinken Sie dies gleichmäßig über den Tag verteilt.

4. Das Lymphsystem

Das Lymphsystem durchzieht mit seinen Lymphgefäßen den menschlichen Organismus und hat folgende Aufgaben:

- Mithilfe bei der Abwehr von Erregern,
- Abtransport z.B. von Schadstoffen, Zelltrümmern, Bakterien und Eiweißen,
- Reinigung der Lymphflüssigkeit z.B. von Bakterien, Viren und Toxinen in den Lymphknoten.

Tinkturen für die Ausleitungstherapie

Organ	Zusammenstellung	Alternative Tinktur aus dem Buch	Was Sie sonst noch tun können:
Leber	**30 g**/15 g Artischocke (Blatt) **30 g**/15 g Löwenzahn (Wurzel)	Leber-Tropfen Seite 65	Schafgarbenwickel Seite 65
Niere	**20 g**/10 g Brennnessel (Blatt) **20 g**/10 g Birke (Blatt) **20 g**/10 g Goldrute (Kraut)	Wasser marsch! Seite 86	Speisen: Spargel, Wacholder, Petersilie
Haut	**30 g**/15 g Holunder (Blüte) **30 g**/15 g Linde (Blüte)	Erkältungs-Tropfen Seite 69	Ingwer-Tee, Sauna
Lymphe	**20 g**/10 g Gelber Steinklee (Kraut) **20 g**/10 g Ringelblume (Blüte) **20 g**/10 g Storchschnabel (Kraut)	Lymph-Tropfen Seite 80	Bewegung, Sport, Massagen

DAS HILFT ZUSÄTZLICH

Durch eine basenreiche Kost können Sie die Ausleitungstherapie in optimaler Weise unterstützen. Das bedeutet: jede Menge Obst und Gemüse und möglichst Verzicht auf „Säurebildner" wie Alkohol, Kaffee, Zucker, Fleisch, Käse und Weißmehl.
Ebenso wichtig wie die Ernährung sind aber ausreichender Schlaf, Entspannung (Stressreduktion) und Bewegung. Letzteres wenn möglich an der frischen Luft.

Überwiegend 150 ml Ethanol 60 %
Überwiegend 150 ml Ethanol 40 % oder Spirituose 38–40 %

Zubereitung der jeweiligen Tinktur nach Grundrezept (ab Seite 36).

Dosierung: je Tinktur 3-mal täglich **10**/20 Tropfen.

Einnahme: Tinkturen für Leber, Niere und Haut im 3-tägigen Wechsel. Die Lymphtropfen-Tinktur wird täglich eingenommen.

Dauer: Die Ausleitung erfolgt über 6 Wochen (42 Tage).
Die Ausleitungstherapie kann bis zu zweimal im Jahr durchgeführt werden – am besten im Frühjahr und/oder Herbst.

Gegenanzeigen und Nebenwirkungen können Sie der Pflanzentabelle ab Seite 138 entnehmen oder Sie fragen Ihren Therapeuten.

Einnahmeplan

<table>
<tr><th>Tag</th><th>Datum</th><th colspan="2">Präparat</th></tr>
<tr><td>1.</td><td></td><td rowspan="3">Leber</td><td rowspan="21">Lymphe</td></tr>
<tr><td>2.</td><td></td></tr>
<tr><td>3.</td><td></td></tr>
<tr><td>4.</td><td></td><td rowspan="3">Niere</td></tr>
<tr><td>5.</td><td></td></tr>
<tr><td>6.</td><td></td></tr>
<tr><td>7.</td><td></td><td rowspan="3">Haut</td></tr>
<tr><td>8.</td><td></td></tr>
<tr><td>9.</td><td></td></tr>
<tr><td>10.</td><td></td><td rowspan="3">Leber</td></tr>
<tr><td>11.</td><td></td></tr>
<tr><td>12.</td><td></td></tr>
<tr><td>13.</td><td></td><td rowspan="3">Niere</td></tr>
<tr><td>14.</td><td></td></tr>
<tr><td>15.</td><td></td></tr>
<tr><td>16.</td><td></td><td rowspan="3">Haut</td></tr>
<tr><td>17.</td><td></td></tr>
<tr><td>18.</td><td></td></tr>
<tr><td>19.</td><td></td><td rowspan="3">Leber</td></tr>
<tr><td>20.</td><td></td></tr>
<tr><td>21.</td><td></td></tr>
</table>

<table>
<tr><th>Tag</th><th>Datum</th><th colspan="2">Präparat</th></tr>
<tr><td>22.</td><td></td><td rowspan="3">Niere</td><td rowspan="21">Lymphe</td></tr>
<tr><td>23.</td><td></td></tr>
<tr><td>24.</td><td></td></tr>
<tr><td>25.</td><td></td><td rowspan="3">Haut</td></tr>
<tr><td>26.</td><td></td></tr>
<tr><td>27.</td><td></td></tr>
<tr><td>28.</td><td></td><td rowspan="3">Leber</td></tr>
<tr><td>29.</td><td></td></tr>
<tr><td>30.</td><td></td></tr>
<tr><td>31.</td><td></td><td rowspan="3">Niere</td></tr>
<tr><td>32.</td><td></td></tr>
<tr><td>33.</td><td></td></tr>
<tr><td>34.</td><td></td><td rowspan="3">Haut</td></tr>
<tr><td>35.</td><td></td></tr>
<tr><td>36.</td><td></td></tr>
<tr><td>37.</td><td></td><td rowspan="3">Leber</td></tr>
<tr><td>38.</td><td></td></tr>
<tr><td>39.</td><td></td></tr>
<tr><td>40.</td><td></td><td rowspan="3">Niere</td></tr>
<tr><td>41.</td><td></td></tr>
<tr><td>42.</td><td></td></tr>
</table>

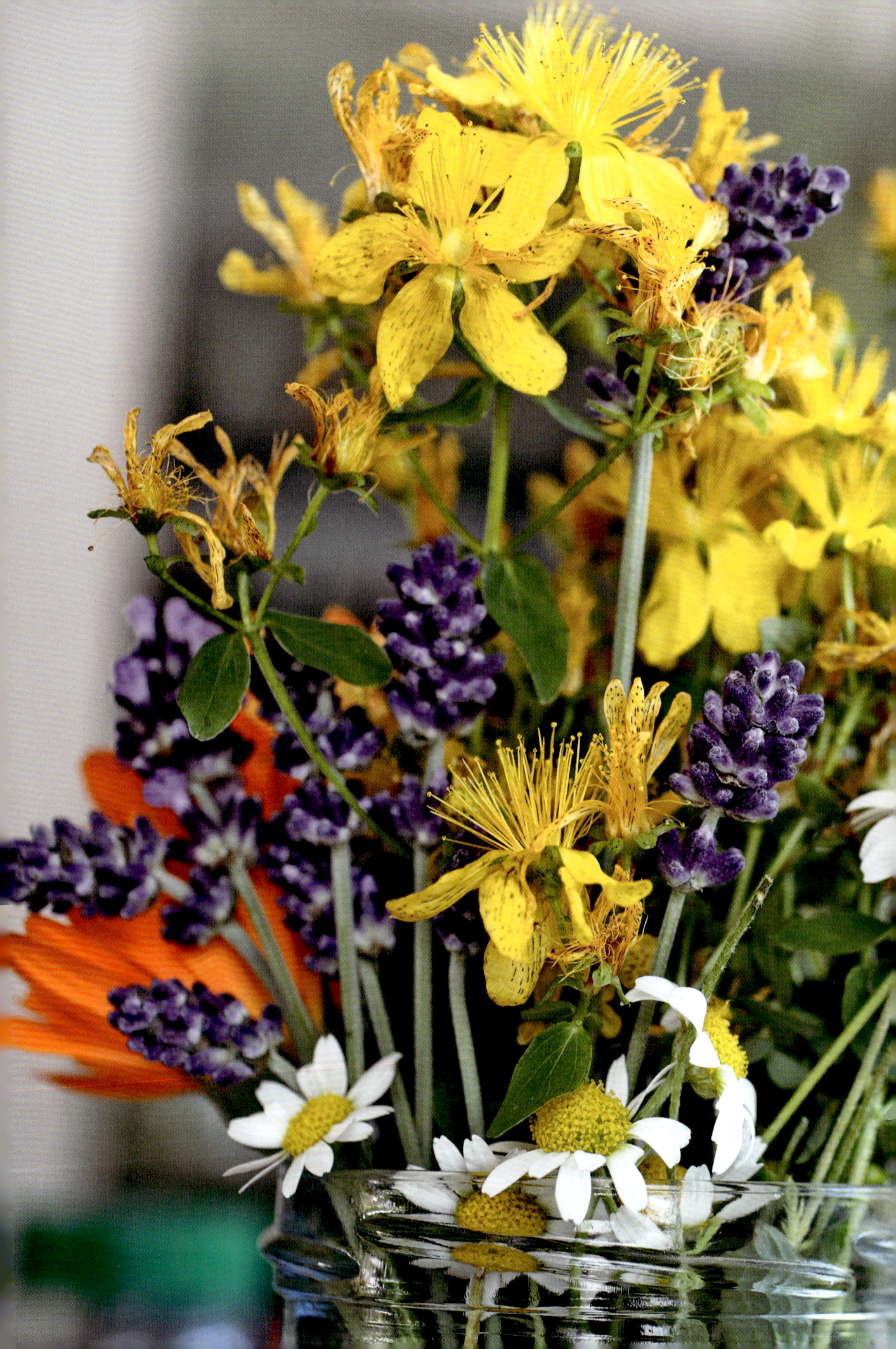

Service

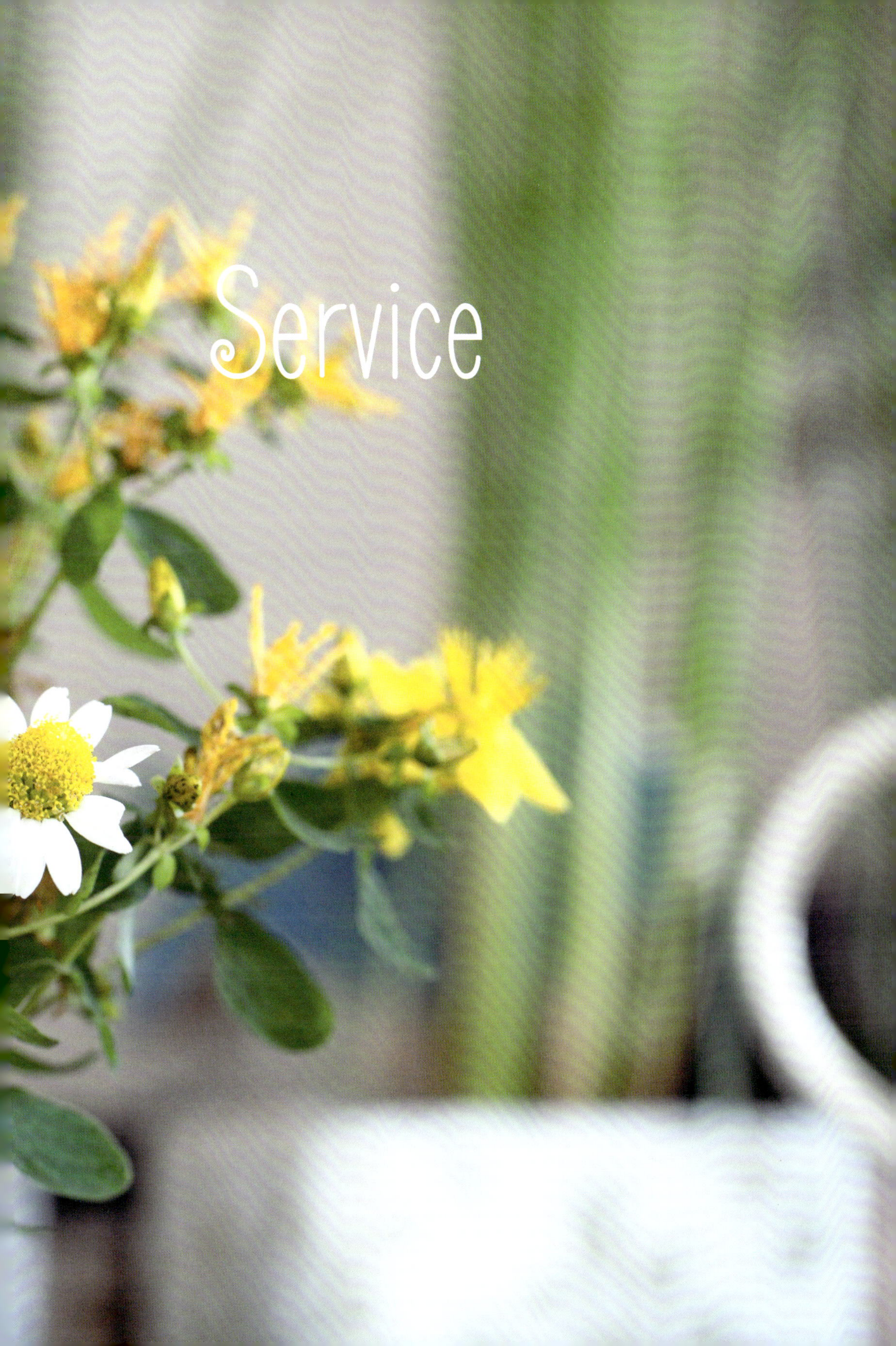

Große Heilpflanzen-Tabelle

Heilpflanze *Botanischer Name* Botanische Familie	**Verwendeter Pflanzenteil**	**Wirkung**
Alant *Inulana helenium* Korbblütengewächse	Wurzelstock	schleimlösend, appetitanregend, verdauungsfördernd
Anis *Pimpinella anisum* Doldenblütengewächse	Frucht	antibakteriell, entblähend, verdauungsfördernd, krampflösend, schleimlösend, milchbildend
Arnika *Arnica montana* Korbblütengewächse	Blüte	entzündungshemmend, schmerzlindernd, antibakteriell, haut- und schleimhautreizend (unverdünnte Arnikatinktur)
Baldrian *Valeriana officinalis* Baldriangewächse	Wurzel	beruhigend, schlaffördernd, konzentrationsfördernd, leistungsfördernd, muskelentspannnend, krampflösend
Bärentraube *Arctostaphylos uva-ursi* Heidekrautgewächse	Blatt	antibakteriell, harndesinfizierend
Beifuß *Artemisia vulgaris* Korbblütengewächse	Kraut	gallenflussanregend, verdauungsfördernd, appetitanregend, erwärmend
Birke *Betula* spec. Birkengewächse	Blatt	harntreibend
Blutweiderich *Lythrum salicaria* Weiderichgewächse	Kraut	zusammenziehend, antibakteriell, entzündungshemmend
Blutwurz *Potentilla erecta* Rosengewächse	Wurzelstock	zusammenziehend, stopfend, antibakteriell, blutstillend, entzündungshemmend
Braunelle *Prunella vulgaris* Lippenblütengewächse	Kraut	zusammenziehend, antibakteriell, antiviral, entzündungshemmend

Indikationen	Hinweise (H) Nebenwirkungen (NW) Gegenanzeigen (GA)	Optimale Erntezeit
Verdauungsbeschwerden, Husten	**NW** selten Kontaktdermatitis, bei Überdosierung Schleimhautreizung	während der Vegetationsruhe: im Spätherbst (Oktober) oder im Frühling vor dem Austrieb (März)
Verdauungsbeschwerden, Atemwegserkrankungen, Husten	**NW** selten allergische Reaktionen	die Dolden bei Abreifung herausschneiden und nachtrocknen
äußerlich: Verletzungs- und Unfallfolgen (z.B. Hämatome, Verstauchungen, Prellungen), rheumatische Beschwerden, Entzündungen der Mund- und Rachenschleimhaut, Insektenstiche, Entzündung von oberflächlichen Venen	**H** keine **innerliche** Einnahme! Kann zu Herzrhythmusstörungen führen! **NW** ödematöse Dermatitis mit Bläschenbildung **GA** Allergie gegen Korbblütler	während der Blütezeit: die voll erblühten Blütenkörbchen werden ausgebrochen **Bitte beachten:** Pflanze steht unter Naturschutz!
Einschlafstörungen, Unruhezustände, Nervosität	keine	während der Vegetationsruhe: im Spätherbst (Oktober) oder im Frühling vor dem Austrieb (März)
Harnwegsentzündungen	**H** nicht länger als 1 Woche und höchstens 5-mal im Jahr einnehmen **NW** selten Magenreizung **GA** Schwangerschaft und Stillzeit	Ernte im September. **Bitte beachten:** Pflanze steht teilweise unter Naturschutz!
Appetitlosigkeit, Verdauungsbeschwerden	**NW** allergische Reaktionen möglich. Korbblütler! **GA** Schwangerschaft	Ernte des Blühhorizonts kurz nach Blühbeginn
Harnwegsinfektionen (Durchspülungstherapie), Rheumatische Beschwerden (unterstützend)	**GA** Ödeme infolge eingeschränkter Herz- oder Nierentätigkeit	junge Blätter im Frühling (Mai)
Durchfall, Entzündungen der Mund- und Rachenschleimhaut	keine	Ernte des Blühhorizonts während der Vollblüte
Durchfall, Entzündungen der Mund- und Rachenschleimhaut	**NW** Magenbeschwerden (bei empfindlichen Menschen)	während der Vegetationsruhe: im Spätherbst (Oktober) oder im Frühjahr (März)
Entzündungen der Mund und Rachenschleimhaut, Lippenherpes, Wunddesinfektion	keine	während der Blüte

Heilpflanze *Botanischer Name* Botanische Familie	Verwendeter Pflanzenteil	Wirkung
Brennnessel *Urtica dioica* Brennnesselgewächse	Blatt, Kraut, Wurzel	harntreibend, entzündungshemmend, antiarthrotisch
Dost *Origanum vulgare* Lippenblütengewächse	Kraut	appetitanregend, verdauungsfördernd, schleimlösend, entblähend, krampflösend
Eberraute *Artemisia abrotanum* Korbblütengewächse	Kraut	appetitanregend, lymphabflussfördernd, verdauungsfördernd, gallenflussanregend, abwehrstärkend
Eibisch *Althaea officinalis* Malvengewächse	Blatt, Wurzel	reizlindernd, schleimhautschützend
Engelwurz *Angelica archangelica* Doldenblütengewächse	Wurzel	entblähend, krampflösend, verdauungsanregend, appetitanregend, gallenflussfördernd, leicht keimhemmend, leicht antidepressiv
Enzian, Gelber *Gentiana lutea* Enziangewächse	Wurzel	appetitanregend, verdauungsfördernd, anregend auf Speichel-Magensaft- und Gallensekretion, tonisierend
Fenchel *Foeniculum vulgare* Doldenblütengewächse	Frucht	entblähend, krampflösend, Steigerung der Magensekretion und der Darmbewegung, appetitanregend, antibakteriell, auswurffördernd, milchbildend
Fichte *Picea abies* Kieferngewächse	Triebspitze	schleimlösend, durchblutungsfördernd, antibakteriell
Frauenmantel *Alchemilla xanthochlora* Rosengewächse	Kraut	zusammenziehend, krampflösend, entzündungshemmend, hormonregulierend
Gänseblümchen *Bellis perennis* Korbblütengewächse	Blüte	schleimlösend, stoffwechselanregend, entzündungshemmend
Gänsefingerkraut *Argentina anserina* Rosengewächse	Kraut	zusammenziehend, krampflösend, entzündungshemmend
Giersch *Aegopodium podagraria* Doldenblütengewächse	Blatt	harntreibend (leicht), stoffwechselanregend

Indikationen	Hinweise (H) Nebenwirkungen (NW) Gegenanzeigen (GA)	Optimale Erntezeit
Blatt: rheumatische Beschwerden, Harnwegsinfektionen (Durchspülungstherapie), Nierengrieß (vorbeugend) **Wurzel:** gutartige Prostatabeschwerden	**GA** Ödeme durch eingeschränkte Herz- oder Nierentätigkeit	Blätter bei Blütenansatz in den Blattachseln, Wurzeln im Spätherbst
Magen- Darm-Beschwerden, Entzündungen der Mund- und Rachenschleimhaut, Husten	keine	Ernte des Blühhorizonts während der Vollblüte
Lymphknotenschwellungen, Appetitlosigkeit, Verdauungsbeschwerden	**GA** Schwangerschaft	Ernte bei Knospenansatz oder im Sommer (Juni, Juli), da Blütenbildung nur im Weinbauklima
Reizhusten, Entzündungen der Mund- und Rachenschleimhaut, Magenschleimhautentzündung	keine	Wurzelernte im Spätherbst (Oktober) , Blätter während der Blüte **Bitte beachten:** Pflanze steht teilweise unter Naturschutz!
Appetitlosigkeit, Verdauungsbeschwerden (z.B. leichte Magen-Darm-Krämpfe, Völlegefühl, Blähungen), Rekonvaleszenz	**NW** Furanocumarine machen die Haut lichtempfindlicher und können durch UV-Bestrahlung zu Hautentzündungen führen.	Wurzelernte kurz vor der Blüte im zweiten Standjahr
Verdauungsbeschwerden (z.B. Blähungen, Völlegefühl), Appetitlosigkeit, Rekonvaleszenz	**NW** selten Kopfschmerzen **GA** Magen- und Zwölffingerdarmgeschwüre, Gallensteine	Wurzelernte im Frühjahr bei Beginn des Austriebs. **Bitte beachten**: Pflanze steht unter Naturschutz!
Verdauungsbeschwerden (z.B. krampfartige Magen-Darm-Beschwerden, Völlegefühl, Blähungen), Atemwegserkrankungen, Husten, Säuglingskrämpfe mit Durchfall, Appetitlosigkeit	**NW** selten allergische Reaktionen der Haut und der Atemwege	reife Dolden herausschneiden, sobald sie eine graugrüne Farbe annehmen, dann noch nachtrocknen
Atemwegserkrankungen, Erkältungen, rheumatische Beschwerden **äußerlich:** Muskelschmerzen	keine	grüne Austriebe im Frühjahr (Mai)
Durchfall, Menstruationsbeschwerden, Wechseljahrbeschwerden, Entzündungen der Mund- und Rachenschleimhaut	keine	während der Blütezeit
Atemwegserkrankungen, Hautkrankheiten, stumpfe Verletzungen (Prellungen, Verstauchungen)	keine	während der Blütezeit
Menstruationsbeschwerden, Durchfall, Entzündungen der Mund- und Rachenschleimhaut, Krämpfe im Magen-Darm-Trakt	**NW** Bei Reizmagen können die Beschwerden verstärkt werden.	während der Blütezeit
rheumatische Erkrankungen, Gicht	keine	Blätter kurz vor Blühbeginn

Heilpflanze *Botanischer Name* Botanische Familie	**Verwendeter Pflanzenteil**	**Wirkung**
Ginseng *Panax ginseng* Araliengewächse	Wurzel	allgemein stärkend, konzentrationsfördernd, leistungsfördernd, blutdruckregulierend
Goldrute, Echte *Solidago virgaurea* Korbblütengewächse	Kraut	harntreibend, krampflösend (schwach), entzündungshemmend, schmerzlindernd, antibakteriell
Gundermann *Glechoma hederacea* Lippenblütengewächse	Kraut	zusammenziehend, entzündungshemmend, schleimlösend
Günsel *Ajuga reptans* Lippenblütengewächse	Kraut	zusammenziehend, entzündungshemmend, verdauungsfördernd, schmerzstillend
Heidelbeere *Vaccinium myrtillus* Heidekrautgewächse	Frucht	getrocknete Frucht: zusammenziehend, antibakteriell, brechreizlindernd, durchfallhemmend
Herzgespann *Leonorus cardiaca* Lippenblütengewächse	Kraut	beruhigend, blutdrucksenkend (schwach), Abnahme der Herzfrequenz, verdauungsfördernd
Hirtentäschel *Capsella bursa-pastoris* Kreuzblütengewächse	Kraut	blutstillend, Steigerung der Uteruskontraktion
Holunder *Sambucus nigra* Moschuskrautgewächse	Blüte	schweißtreibend, schleimlösend, abwehrstärkend
Hopfen *Humulus lupulus* Hanfgewächse	Zapfen	beruhigend, schlaffördernd, appetitanregend, verdauungsfördernd, antibakteriell, östrogenartig
Ingwer *Zingiber officinale* Ingwergewächse	Wurzelstock	appetitanregend, verdauungsfördernd, brechreizlindernd, tonisierend, erwärmend
Johanniskraut *Hypericum perforatum* Johanniskrautgewächse	Kraut	**innerlich:** antidepressiv, angstlösend **äußerlich (Öl):** entzündungshemmend, wundheilungsfördernd, antibakteriell
Kamille *Matricaria recutita* Korbblütengewächse	Blüte	entzündungshemmend, krampflösend, antibakteriell, reizlindernd, mild beruhigend, wundheilungsfördernd

Indikationen	Hinweise (H) Nebenwirkungen (NW) Gegenanzeigen (GA)	Optimale Erntezeit
allgemeines Stärkungsmittel, Stress, Rekonvaleszenz, Müdigkeit, Schwächegefühl	**H** Anwendung max. 3 Monate **NW** selten Magen-Darmbeschwerden	Wurzelernte im Spätherbst (Oktober), ab dem 6. Standjahr
Harnwegsinfekte, Reizblase, rheumatische Beschwerden	**GA** Ödeme durch eingeschränkte Herz- oder Nierentätigkeit	Ernte des Blühhorizonts im Knospenstadium, ganz kurz vor Blühbeginn
Atemwegserkrankungen, Entzündungen der Mund- und Rachenschleimhaut	keine	Ernte im Frühling in blühendem Zustand
Entzündungen der Mund- und Rachenschleimhaut, rheumatische Beschwerden, Hauterkrankungen	keine	Ernte im Frühling in blühendem Zustand
(Brech-)Durchfall, Übelkeit, Entzündungen der Mund- und Rachenschleimhaut	keine	reife Beeren im Sommer, danach trocknen
nervöse Herzbeschwerden, auch im Rahmen einer Schilddrüsenüberfunktion	**GA** Schwangerschaft	Ernte des Blühhorizonts während der Vollblüte
starke Regelblutung, blutende Hautverletzungen	**GA** Schwangerschaft	Ernte des ganzen Krauts während der Blüte
Erkältungskrankheiten, Nasennebenhöhlenentzündung, Husten	keine	Ernte der Blütendolden während der Vollblüte
Schlafstörungen, Nervosität, Reizblase, Appetitlosigkeit, Wechseljahrbeschwerden	**NW** Hopfenpflückerkrankheit (allergische Reaktion)	Ernte der weiblichen Blütenstände (Zapfen) Anfang September
Übelkeit, Reisekrankheit, Appetitlosigkeit, Verdauungsbeschwerden, Erkältungen, rheumatische Beschwerden (**äußerlich**)	**GA** Gallensteinleiden (nur nach Rücksprache mit einer medizinischen Fachkraft)	in Töpfen kultivierbar, Ernte des Wurzelstocks etwa 9 Monate nach Einpflanzen des Rhizomstücks
innerlich: leichte bis mittelschwere Depressionen, Angst, nervöse Unruhe, Reizblase **äußerlich (Öl):** z.B. Muskelschmerzen, Prellungen, Verstauchungen, Nervenschmerzen, Hexenschuss.	**H** max. Effekt nach 4–6 Wochen; nur bei hochdosierten Präparaten sind Interaktionen mit Arzneimitteln möglich **NW** evtl. Photosensibilisierung bei lichtempfindlichen Menschen **GA** schwere Depressionen	Ernte des Blühhorizonts bei Vollblüte
Magen-Darmbeschwerden, Magengeschwüre, Entzündungen der Mund- und Rachenschleimhaut, Hautentzündungen, Wunden	**GA** Allergie gegen Korbblütler	während der Vollblüte (Blütenboden ist kegelförmig gewölbt und Strahlenblüten senken sich nach unten)

Heilpflanze *Botanischer Name* Botanische Familie	Verwendeter Pflanzenteil	Wirkung
Kapuzinerkresse *Tropaeolum majus* Kapuzinerkressegewächse	Kraut	antibakteriell, antiviral, antimykotisch, abwehrstärkend
Knoblauch *Allium sativum* Lauchgewächse	Zwiebel	antibakteriell, antimykotisch, blutfett- und cholesterinsenkend, blutdrucksenkend (leicht), die Blutgefäße schützend
Königskerze *Verbascum* spec. Braunwurzgewächse	Blüte	schleimlösend, reizlindernd, entzündungshemmend
Kümmel *Carum carvi* Doldenblütengewächse	Frucht	entblähend, krampflösend, Förderung der Magensaftsekretion, appetitanregend, antibakteriell, milchbildend
Lavendel *Lavandula angustifolia* Lippenblütengewächse	Blüte	beruhigend, entblähend, gallenflussanregend, Äth. Öl: antimykotisch, antibakteriell, wundheilend, angstlösend
Linde *Tilia* spec. Malvengewächse	Blüte	reizlindernd, schweißtreibend, beruhigend
Löwenzahn *Taraxacum officinale* Korbblütengewächse	Blatt, Wurzel	gallenflussanregend, harntreibend, appetitanregend, stoffwechselanregend
Mädesüß *Filipendula ulmaria* Rosengewächse	Blüte, (Kraut)	entzündungshemmend, fiebersenkend, schmerzlindernd
Malve *Malva sylvestris* Malvengewächse	Blüte, Blatt	reizlindernd, schleimhautschützend
Mariendistel *Silybum marianum* Korbblütengewächse	Frucht	leberzellschützend, leberzellregenerierend, entzündungshemmend, antioxidativ
Meerrettich *Armoracia rusticana* Kreuzblütengewächse	Wurzel	**innerlich:** antimikrobiell **äußerlich:** durchblutungsfördernd

Indikationen	Hinweise (H) Nebenwirkungen (NW) Gegenanzeigen (GA)	Optimale Erntezeit
Harnwegsinfekte, Atemwegserkrankungen	**NW** bei Überdosierung Schleimhautreizung in Magen und Darm **GA** Nierenerkrankungen, Magen-Darm-Geschwüre	Ernte von Blüten und Blättern ab Beginn der Blütezeit
erhöhte Blutfettwerte, Schutz vor Arteriosklerose, Bluthochdruck, Erkältungsprophylaxe	**NW** selten Magen-Darmbeschwerden , evtl. Wirkungsverstärkung von gerinnungshemmenden Arzneimitteln	Ernte der Knollen, wenn das obere Drittel des Laubs abgestorben ist
Atemwegserkrankungen	keine	tägliche Blütenernte während der Blühzeit (vormittags)
Verdauungsbeschwerden (z.B. krampfartige Beschwerden im Magen-Darm-Bereich, Blähungen, Völlegefühl, Appetitlosigkeit, Roemheld-Syndrom, Nabelkoliken)	keine	Ernte der Dolden, wenn die grüne Verfärbung der Frucht ins Bräunliche umschlägt, dann noch nachtrocknen
Unruhe, Einschlafstörungen, Reizmagen, Verdauungsbeschwerden, Blähungen **äußerlich:** Verbrennungen	keine	Ernte der Blütenrispen bei Vollblüte (d.h., ein Teil der Einzelblüten ist dann bereits abgeblüht)
Erkältungskrankheiten, Reizhusten	keine	Ernte der voll aufgeblühten Blüten mit Flugblatt im Juni
Verdauungsbeschwerden, Störungen des Galleflusses, Appetitlosigkeit, Durchspülung der Harnwege	**GA** Ödeme durch eingeschränkte Herz- oder Nierentätigkeit; bei Gallensteinleiden nur nach Rücksprache mit einer medizinischen Fachkraft!	Wurzelernte während der Vegetationsruhe im Spätherbst (Oktober) oder Frühling (März); Krauternte im Frühling bei Blühbeginn (April)
Erkältungskrankheiten, rheumatische Beschwerden, Fieber, (Kopf-) Schmerzen	**GA** bei Überempfindlichkeit gegenüber Salicylsäure	Blütenernte während der Vollblüte
Reizhusten, Entzündungen der Mund-, Rachen- und Magenschleimhaut	keine	tägliche Blatt- und Blütenernte während Blühzeit (nachmittags)
Verdauungsbeschwerden, Frühjahrskuren, Ausleitung, Lebererkrankungen (nur standardisierte Fertigarzneimittel!)	keine	Herausschneiden derjenigen „Köpfe“, die weiße Pappushaare (Flughaare der Samen) aufweisen, danach ausdreschen und nachtrocknen
Atemwegserkrankungen, Harnwegsinfekte **äußerlich:** Muskelschmerzen	**GA** Magen- und Darmgeschwüre **NW** Magen-Darm-Beschwerden	Wurzelernte im Spätherbst (Oktober)

Heilpflanze *Botanischer Name* Botanische Familie	**Verwendeter Pflanzenteil**	**Wirkung**
Melisse *Melissa officinalis* Lippenblütengewächse	Blatt	beruhigend, nervenstärkend, krampflösend, entblähend, antiviral
Mistel *Viscum album* Sandelholzgewächse	Kraut (ohne Beeren!)	blutdruckregulierend; Injektionstherapie: immunstimulierend, tumorhemmend
Mutterkraut *Tanacetum parthenium* Korbblütengewächse	Kraut	entzündungshemmend, schmerzlindernd, fiebersenkend
Nelkenwurz *Geum urbanum* Rosengewächse	Wurzelstock	zusammenziehend, entzündungshemmend, stopfend
Pappel *Populus* spec. Weidengewächse	Blatt, Rinde, (Knospe)	entzündungshemmend, schmerzstillend
Passionsblume *Passiflora incarnata* Passionsblumengewächse	Kraut	beruhigend, krampflösend, angstlösend
Petersilie *Petroselinum crispum* Doldenblütengewächse	Kraut, Wurzel	harntreibend
Pfefferminze *Mentha x piperita* Lippenblütengewächse	Blatt	appetitanregend, entblähend, krampflösend, gallenflussfördernd, kühlend, brechreizlindernd
Quendel *Thymus pulegioides* Lippenblütengewächse	Kraut	antimikrobiell, schleimlösend, krampflösend, verdauungsfördernd
Ringelblume *Calendula officinalis* Korbblütengewächse	Blüte	entzündungshemmend, wundheilungsfördernd, granulationsfördernd, lymphabflussfördernd, antibakteriell
Rosenwurz *Rhodiola rosea* Dickblattgewächse	Wurzel	leistungssteigernd, konzentrationsfördernd, gedächtnisstärkend
Rosmarin *Salvia rosmarinus* Lippenblütengewächse	Blatt	verdauungsfördernd, kreislaufanregend, durchblutungsfördernd

Indikationen	Hinweise (H) Nebenwirkungen (NW) Gegenanzeigen (GA)	Optimale Erntezeit
Unruhe, Einschlafstörungen, nervöse Magen-Darm- und Herzbeschwerden, **äußerlich:** Lippenherpes	keine	vor der Blüte (ab Mitte Mai)
Unterstützung der Kreislauffunktion	keine (bei Nutzung als Tee oder Tinktur)	Ernte der Blätter und Zweige ohne Beeren im Frühling (März) und Herbst (September)
Migräne, Kopfschmerzen, rheumatische Erkrankungen, Fieber	**GA** Schwangerschaft, Allergie gegen Korbblütler	während der Blütezeit
Durchfall, Entzündungen der Mund- und Rachenschleimhaut	keine	Ernte der Wurzel in der Vegetationsruhe (Spätherbst oder Frühling)
Schmerzen, rheumatische Erkrankungen	**GA** Überempfindlichkeit gegenüber Salicylsäure	Ernte der Knospen und Rinde im Frühjahr (März), Blätter im Mai
Unruhe, Nervosität, Schlafstörungen, Konzentrationsschwierigkeiten	keine	kann als Zimmerpflanze kultiviert werden, Ernte der blühenden Ranken
Harnwegsinfekte (Durchspülungstherapie)	**GA** Schwangerschaft, Ödeme durch eingeschränkte Herz- oder Nierentätigkeit **NW** selten allergische Hautreaktionen möglich	Kraut vor der Blüte, Wurzel im Spätherbst (Oktober)
krampfartige Magen-Darmbeschwerden, Blähungen Beschwerden der Gallenblase, Übelkeit, Erbrechen	**GA** Gallensteine, chronische Gastritis **NW** leichte Magenreizung (Menthol) bei langer Anwendung (6 Wochen)	bei Blühbeginn (ab Juli)
Atemwegserkrankungen, Husten, Verdauungsbeschwerden	keine	bei Blühbeginn
Entzündungen der Mund- und Rachenschleimhaut, Wunden (auch mit schlechter Heilungstendenz)	**NW** selten allergische Reaktionen (Korbblütlerallergie)	Ernte der voll aufgeblühten Blütenkörbchen
Erschöpfung, Burnout, Steigerung der geistigen und körperlichen Leistungsfähigkeit, Konzentrationsstörungen	keine	Ernte der Wurzeln in der Vegetationsruhe (Spätherbst oder Frühling), ab dem 5. Standjahr
Verdauungsbeschwerden, niedriger Blutdruck **äußerlich:** rheumatische Erkrankungen	**GA** Bluthochdruck, ätherische und alkoholische Zubereitungen in der Schwangerschaft	möglichst in den Sommermonaten Juni–Juli

Heilpflanze *Botanischer Name* Botanische Familie	**Verwendeter Pflanzenteil**	**Wirkung**
Rosskastanie *Aesculus hippocastanum* Rosskastaniengewächse	Samen	venenstärkend, vor Ödemen schützend, gefäßabdichtend
Rotklee *Trifolium pratense* Schmetterlingsblütengewächse	Blüte	östrogenartig, antioxidativ, cholesterinsenkend
Salbei *Salvia officinalis* Lippenblütengewächse	Blatt	zusammenziehend, antibakteriell, entzündungshemmend, schweißhemmend, milchbildungshemmend, verdauungsfördernd, appetitanregend, östrogenartig
Sauerampfer *Rumex acetosa* Knöterichgewächse	Kraut	harntreibend, schleimlösend, antibakteriell
Schafgarbe *Achillea millefolium* Korbblütengewächse	Blüte, (Kraut)	appetitanregend, gallenflussfördernd, krampflösend, antibakteriell, blutstillend, entzündungshemmend
Schlüsselblume *Primula veris* Primelgewächse	Blüte, (Wurzel)	schleimlösend
Sonnenhut, Roter *Echinacea purpurea* Korbblütengewächse	Kraut, Wurzel	abwehrstärkend, antiviral **äußerlich:** wundheilungsfördernd
Spitzwegerich *Plantago lanceolata* Wegerichgewächse	Blatt	reizlindernd, antibakteriell, entzündungshemmend, wundheilungsfördernd
Steinklee, Gelber *Melilotus officinalis* Schmetterlingsblütengewächse	Kraut	lymphabflussfördernd, ödemprotektiv, entzündungshemmend
Stiefmütterchen, Wildes *Viola tricolor* Veilchengewächse	Kraut	stoffwechselanregend, entzündungshemmend, kortisonähnlich
Storchschnabel, Stinkender *Geranium robertianum* Storchschnabelgewächse	Kraut	zusammenziehend, entzündungshemmend, antibakteriell, antiviral

Indikationen	Hinweise (H) Nebenwirkungen (NW) Gegenanzeigen (GA)	Optimale Erntezeit
Venenerkrankungen, Krampfadern, Hämatome	**H** bei innerer Anwendung (als Fertigarzneimittel) in Einzelfällen Juckreiz, Übelkeit und Magenbeschwerden	Samen nach dem Abfallen auflesen (September/Oktober)
Wechseljahrbeschwerden	**H** nicht anwenden bei einem östrogenabhängigen Krebs (z. B. Brustkrebs)	während der Blütezeit
Entzündungen der Mund- und Rachenschleimhaut, vermehrtes Schwitzen, Magen-Darmbeschwerden, Verdauungsbeschwerden, Angina	**H** Anwendungsdauer: alkoholische Zubereitungen nicht länger als 3 Wochen (Thujongehalt) **GA** Schwangerschaft	bei Blühbeginn (ab Ende Mai)
Nasennebenhöhlenentzündung, Frühjahrskuren, entzündliche Erkrankungen der Mundhöhle	**H** enthält Oxalsäure **GA** Schwangerschaft	Sammelzeit vor Blühbeginn
Verdauungsbeschwerden (vor allem leichte krampfartige Magen-Darmbeschwerden), Appetitlosigkeit, Menstruationsbeschwerden, Wundbehandlung	**NW** Kontaktallergie **GA** Korbblütlerallergie	Sammelzeit während der Blütezeit (Vollblüte)
Atemwegserkrankungen, Husten	**GA** Primelallergie	Sammelzeit während der Blütezeit (Vollblüte) **Bitte beachten:** Pflanze steht teilweise unter Naturschutz!
Erkältungskrankheiten, grippale Infekte, Stärkung der Abwehrkräfte, bei immer wiederkehrenden Infekten im Bereich der Atemwege und ableitenden Harnwege **äußerlich:** Wunden	**H** Anwendungsdauer: max. 2 Wochen **NW** Allergien gegen Korbblütler **GA** schwere systemische Erkrankungen (Multiple Sklerose, Leukämie, Tuberkulose, AIDS, HIV-Infektionen, Kollagenosen u.a.) sowie nach Organtransplantationen	Krauternte während der Vollblüte (Blütenboden ist kegelförmig hochgewölbt); Wurzelernte in der Vegetationsruhe (Spätherbst oder Frühling)
(Reiz-) Husten, Entzündungen der Mund- und Rachenschleimhaut **äußerlich:** Insektenstiche und Hautverletzungen	keine	während der Blütezeit im Sommer (Juni, Juli)
Venenerkrankungen, Lymphstauungen **äußerlich:** Verstauchungen und Prellungen	**NW** in seltenen Fällen Kopfschmerzen	während der Blüte
Hauterkrankungen, Ekzeme, Akne	keine	Sammelzeit während der Blüte
Durchfall, Entzündungen der Mund- und Rachenschleimhaut, Hauterkrankungen, Lippen-Herpes	keine	Sammelzeit während der Blüte

Heilpflanze *Botanischer Name* Botanische Familie	**Verwendeter Pflanzenteil**	**Wirkung**
Taigawurzel *Eleutherococcus senticosus* Araliengewächse	Wurzel	abwehrstärkend, allgemein stärkend, konzentrationsfördernd, leistungsfördernd
Tausendgüldenkraut *Centaurium erythraea* Enziangewächse	Kraut	appetitanregend, verdauungsfördernd, tonisierend, Anregung der Magen- und Gallensäfte
Thymian *Thymus vulgaris* Lippenblütengewächse	Kraut	schleimlösend, antimikrobiell, krampflösend, verdauungsfördernd
Tulsi (Heiliges Basilikum) *Ocimum tenuiflorum* Lippenblütengewächse	Kraut	verdauungsfördernd, krampflösend, allgemein stärkend, entzündungshemmend, blutzuckersenkend, abwehrstärkend
Walnuss *Juglans regia* Walnussgewächse	Blatt	zusammenziehend, entzündungshemmend, juckreizstillend
Weide *Salix* spec. Weidengewächse	Rinde	fiebersenkend, entzündungshemmend, schmerzstillend
Weidenröschen *Epilobium parviflorum* Nachtkerzengewächse	Kraut	entzündungshemmend, antibakteriell
Weißdorn *Crataegus* spec. Rosengewächse	Blüte, Blatt	herzkraftstärkend, herzrhythmus-stabilisierend, blutdruckregulierend
Wermut *Artemisia absinthium* Korbblütengewächse	Kraut	appetitanregend, krampflösend, gallenflussanregend, verdauungsfördernd, tonisierend, entblähend, entzündungshemmend
Wiesen-Labkraut *Galium mollugo* Rötegewächse	Kraut	harntreibend, entzündungshemmend, stoffwechselanregend, lymphflussanregend
Zistrose *Cistus incanus* Zistrosengewächse	Kraut	antiviral, antibakteriell, zusammenziehend, antioxidativ, entzündungshemmend
Zwiebel *Allium cepa* Lauchgewächse	Knolle	blutdrucksenkend, antibakteriell, cholesterinsenkend, antiasthmatisch, antiallergisch, verdauungsfördernd, appetitanregend

Indikationen	Hinweise (H) Nebenwirkungen (NW) Gegenanzeigen (GA)	Optimale Erntezeit
Stärkungsmittel, Konzentrationsschwäche, Erschöpfung, Stress, Rekonvaleszenz, Burnout	**H** Anwendung max. 3 Monate **GA** Bluthochdruck	Ernte der Wurzel in der Vegetationsruhe (Spätherbst oder Frühling), ab dem dritten Standjahr
Verdauungsbeschwerden, Appetitlosigkeit	**H** keine Einnahme bei bestehendem Magengeschwür	Sammelzeit während der Blüte **Bitte beachten:** Pflanze steht teilweise unter Naturschutz!
Atemwegserkrankungen, Bronchitis, Blähungen, Appetitlosigkeit, Entzündungen der Mund- und Rachenschleimhaut	keine	Ernte bei Blühbeginn
Verdauungsbeschwerden, Stress, Konzentrationsschwäche	**GA** Schwangerschaft	während der Vollblüte
Hautentzündungen **äußerlich:** übermäßiges Schwitzen an Füßen und Händen	keine	Blatternte im Sommer (Juni, Juli)
Schmerzen, rheumatische Beschwerden, Fieber	**H** Wirkung gerinnungshemmender Arzneimittel kann verstärkt werden **GA** Überempfindlichkeit gegenüber Salicylsäure	im Frühjahr (April, Mai), genutzt werden zweijährige Zweige
gutartige Prostatavergrößerung	keine	bei Blühbeginn
funktionelle Herzbeschwerden, Herzrhythmusstörungen, koronare Herzkrankheit, Altersherz, niedriger und hoher Blutdruck (unterstützend), Arteriosklerose-Prophylaxe	**H** bei manifesten Herzerkrankungen auf standardisierte Fertigarzneimittel zurückgreifen	bei Beginn der Blüte
Appetitlosigkeit, Verdauungsbeschwerden (vor allem in Verbindung mit einer gestörten Gallenproduktion)	**GA** Schwangerschaft, Magen- und Zwölffingerdarmgeschwüre, Gallensteine **NW** bei Überdosierung Erbrechen, Magen- und Darmkrämpfe, Benommenheit	während der Vollblüte (Blüten mitverwenden)
Hauterkrankungen	keine	während der Vollblüte
Atemwegserkrankungen, Erkältungskrankheiten, Entzündungen der Mund- und Rachenschleimhaut, Hauterkrankungen	keine	während der Vollblüte
vorbeugender Schutz der Blutgefäße, Bluthochdruck, Husten, Appetitlosigkeit **äußerlich:** Insektenstiche	keine	Ernte beim Abreifen der Zwiebelknolle (Laub beginnt abzusterben)

Fachbegriffe kurz erklärt

adstringierend/ Adstringens	zusammenziehend/zusammenziehendes Mittel
akut	schnell oder plötzlich auftretend; Gegenteil: → chronisch
Allergie	Überempfindlichkeit des Körpers auf bestimmte Stoffe (Allergene)
Alkaloide	natürlich vorkommende chemische Verbindungen, die Stickstoffatome enthalten; meist giftig
antibakteriell	wirksam gegen Bakterien
Antibiotikum	Arzneistoff zur Behandlung bakterieller Erkrankungen; hemmt das Wachstum von Bakterien oder tötet diese ab; keine Wirkung gegenüber Viren im Gegensatz zum pflanzlichen → Phytobiotikum
antibiotisch	wirksam gegen Mikroorganismen
antimikrobiell	wirksam gegen Mikroorganismen
antimykotisch	wirksam gegen Pilze
antiseptisch	keimtötend
antiviral	wirksam gegen Viren
ätherisches Öl	öliger, leicht verdampfender Pflanzeninhaltsstoff, welcher der Pflanze ihren charakteristischen Geruch verleiht
Auszug	Verfahren, um Wirkstoffe aus Pflanzen herauszuziehen
Carotinoide	umfangreiche Gruppe der → sekundären Pflanzenstoffe mit gelber oder oranger bis rötlicher Färbung (z.B. in Ringelblumenblüten)
chronisch	langsam verlaufend oder lange andauernd; Gegenteil: → akut
Cumarine	Sekundäre Pflanzenstoffe mit angenehm würzigem Geruch (z.B. in Waldmeister)
Dermatitis	Hautentzündung
Destillation	thermisches Trennen von Stoffen (durch Verdampfen und wieder Kondensieren)
Droge	in der Apothekersprache: getrocknetes Pflanzenmaterial (hat nichts mit Rauschgift zu tun)
Emulsion	fein verteiltes Gemisch von Wasser und Öl oder von wasserlöslichen und fettlöslichen Flüssigkeiten. Die eine Flüssigkeit bildet dabei winzige Tröpfchen, die in der anderen Flüssigkeit gleichsam „schweben“.
Enzym	im Organismus gebildeter Stoff, der bestimmte Stoffwechselvorgänge im Organismus auslösen kann, sich selbst dabei aber nicht verändert
Flavonoide	sehr umfangreiche Gruppe → sekundärer Pflanzenstoffe, zu denen ein Großteil der Blütenfarbstoffe gehört
Fructose	Fruchtzucker
Furanocumarine	spezielle → Cumarinverbindungen mit fotosensibilisierenden Eigenschaften (sehr häufig bei Doldenblütlern)
Gerbstoffe	Gruppe der → sekundären Pflanzenstoffe mit gerbender (zusammenziehender) Wirkung
Glucose	ein in der Natur häufig vorkommender Einfachzucker
Gluten	Protein (Klebereiweiß), das in den meisten Getreidesorten enthalten ist
Glycerol	ein Zuckeralkohol, der meist mit dem Trivialnamen Glycerin benannt wird

Glykoside	chemische Verbindungen, bei denen ein Alkoholmolekül an ein Zuckerteil gebunden ist (z.B. Senfölglykoside)
Granulation	feines, rötliches, junges Bindegewebe auf der heilenden Wunde
Harz	zähflüssige Ausscheidung von Pflanzen, meist Bäumen, welche nach Verletzung der Pflanze aus der Wunde austritt (Wundverschluss)
Indikation	Anwendungsgebiet
Lactose	Milchzucker
Lipide	Fette
Mazeration	Einweichen einer Pflanze in Flüssigkeit mit dem Ziel, Wirkstoffe herauszuziehen, sei es in Wasser (Kaltwasserauszug) oder in Öl (z.B. Johanniskrautöl)
Medikation	Arzneimittelgabe
Mikro-organismen	Gesamtheit aller nicht mit bloßem Auge erkennbaren Organismen (z.B. Bakterien, Viren und Pilze)
Mörser	Reibschale, die mithilfe eines Stößels zum Zerkleinern (fein Zerreiben) von Pflanzenteilen dient
Ödem	Flüssigkeitsansammlung im Gewebe
ödemprotektiv	vor Ödemen schützend
Östrogene	Steroidhormone, weibliche Sexualhormone
Pektine	Polysaccharide (Mehrfachzucker), die in den Zellwänden von Pflanzen und Früchten vorkommen
pH-Wert	Maßzahl für die Konzentration von Wasserstoffionen in wässrigen Lösungen. Ein pH-Wert unter 7 wird als sauer, ein pH-Wert über 7 als basisch bezeichnet.
Phytobiotikum	Pflanzliche Wirksubstanz, die antibakterielle, antivirale und teils auch immunmodulierende Eigenschaften besitzt
Phytosterole/ Phytosterine	Sekundäre Pflanzenstoffe aus der Klasse der Sterine. Sie kommen hauptsächlich in fettreichen Pflanzenteilen vor und haben eine cholesterinsenkende Wirkung.
präventiv	vorbeugend
Saponine	Sekundäre Pflanzenstoffe, die mit Wasser gelöst wie Seifen einen Schaum ergeben
Säuglings-botulismus	seltene Erkrankung, bei der Sporen eines bestimmten Bakteriums über die Nahrung oder die Umwelt aufgenommen werden. Diese können bei Säuglingen zu Erkrankungen führen, weil deren Magen noch nicht ausreichend Säure bildet, um die Sporen unschädlich zu machen.
Sekundäre Pflanzenstoffe	Stoffe in den Pflanzen, die einen hohen Stellenwert für die menschliche Gesundheit haben. Den Pflanzen dienen diese Stoffe zur Abwehr von Fressfeinden sowie von Pilzen, Bakterien und Viren, ebenso zum Schutz vor UV-Licht. Dazu gehören z.B. → ätherische Öle, Bitterstoffe, → Cumarine, → Flavonoide, → Gerbstoffe und → Saponine.
Senföle, Senfölglycoside	Sekundäre Pflanzenstoffe, die im Senf, aber auch in Kohlarten sowie Meerrettich und Kapuzinerkresse vorkommen und stark antibakteriell wirken
spec. (Abkürzung für „species")	Species, das lateinische Wort für Art, wird in der Botanik dem Gattungsnamen hinten angestellt, wenn nicht nur eine bestimmte Art aus dieser Gattung gemeint ist. Steht etwa „*Mentha* spec." im Rezept, können Sie verschiedene Minzearten einsetzen.
Symptom	Zeichen, die im Zusammenhang mit einer Erkrankung auftreten
tonisierend	allgemein stärkend und kräftigend
Toxine	von Mikroorganismen, Tieren oder Pflanzen gebildete giftige Substanzen
toxisch	giftig

Zum Weiterlesen

Heilpflanzen anwenden

Bäumler, S. (2021): **Heilpflanzenpraxis heute.** Urban & Fischer, München

Beiser, R. (2012): **Mein Heilpflanzengarten: Gesunde Kräuter pflanzen, ernten und anwenden.** Verlag Eugen Ulmer, Stuttgart

Beiser, R. (2016): **Vergessene Heilpflanzen.** AT Verlag, Aarau

Beiser, R. (2020): **Öle, Cremes und Salben aus Heilpflanzen.** Verlag Eugen Ulmer, Stuttgart

Ell-Beiser, H. (2019): **Naturheilkunde für Frauen.** Verlag Eugen Ulmer, Stuttgart

Fischer-Rizzi, S. (2010): **Medizin der Erde.** AT Verlag, Aarau

Grünwald, J. und C. Jänicke (2015): **Grüne Apotheke.** Gräfe und Unzer Verlag, München

Hirsch, S., F. Grünberger (2014): **Die Kräuter in meinem Garten.** Freya Verlag, Linz

Kalbermatten, R. und H. (2011): **Pflanzliche Urtinkturen.** AT Verlag, Aarau

Pflanzenbestimmungsbücher

Beiser, R. (2021): **Heilpflanzen finden!** Verlag Eugen Ulmer, Stuttgart

Beiser, R. (2020): **Tee aus Kräutern und Früchten: Sammeln, zubereiten, genießen.** Kosmos, Stuttgart

Beiser, R. (2018): **Unsere essbaren Wildpflanzen.** Kosmos, Stuttgart

Kremer, B. (2019): **Essbare und giftige Wildpflanzen.** Verlag Eugen Ulmer, Stuttgart

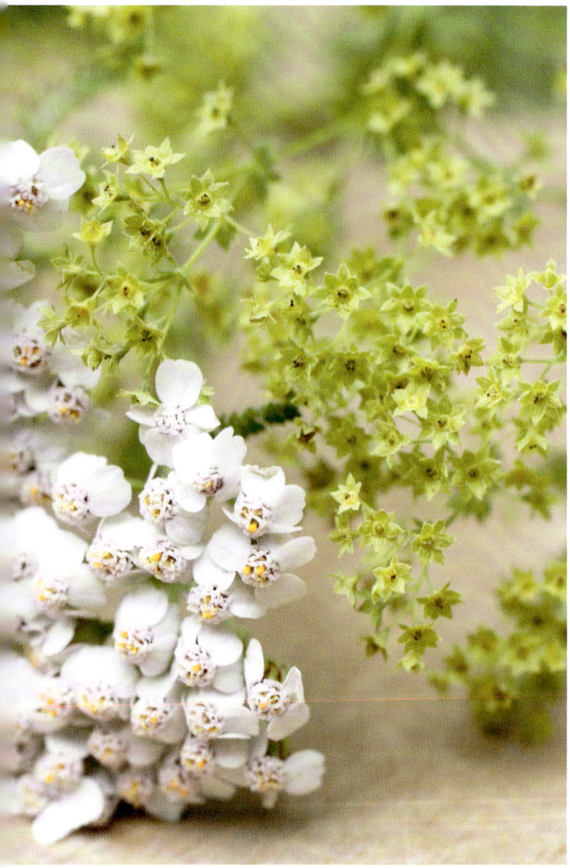

Bezugsquellen

Ätherische Öle, Hydrolate, Glycerin, Alkohol

Brennerei Kessler (Bio-Ethanol)
www.brennerei-kessler.de

Dragonspice Naturwaren
info@dragonspice.de
www.dragonspice.de

Farfalla Essentials
Schweiz: info@farfalla.ch
www.farfalla.ch
Österreich: info@farfalla.eu
www.farfalla.eu

Lautergold
shop@lautergold.de
www.lautergold.de

Maienfelser Naturkosmetik
info@maienfelser-naturkosmetik.de
www.maienfelser-naturkosmetik.de

Gisella Manske
info@manske-shop.com
www.manske-shop.com

Neumond – Düfte der Natur
info@neumond.de
www.neumond.de

Primavera life
info@primavera-life.de
www.primavera.de

Spinnrad GmbH
info@spinnrad.de
www.spinnrad.de

Stübener Kräutergarten
shop@der-bio-shop.info
www.hinterauer.info/shop/

Suribachi-Reibeschale

Rudi Beiser
Seminare/Bücher
www.rudibeiser.de

Apothekerflaschen, Pumpflaschen, Pipettenflaschen, Tropfflaschen, Laborbedarf

www.flaschenland.de
www.glaeserundflaschen.de
www.glas-artikel.de
www.glas-shop.com
www.laborbedarfshop.de
www.laborhandel24.de
www.manske-shop.com
www.paracelsus-versand.de

Heilpflanzen, Tees

Alfred Galke
Kontrolliert biologischer Anbau und konventionelle Ware
info@galke.com
www.galke.com

Artemisia Allgäuer Kräutergarten
Heilkräuter und Teemischungen, Bücher
info@artemisia.de
www.artemisia.de

Die Kräutermanufaktur
Kontrolliert biologischer Anbau – Ganzblattware
info@kraeuterland-bw.de
www.kraeuterland-bw.de

Kräuter Schulte
Kontrolliert-biologischer Anbau und konventionelle Ware
info@kraeuterschulte.de
www.kraeuterschulte.de

Heimischer Ginseng
info@florafarm.de
www.florafarm.de

Ethanolmischungsrechner

pxp-wien.pharmxplorer.at/uebungen/ccmath/calcalc.php
www.ptaheute.de/praxiswissen/rezeptur/ethanol-wasser-mischungen-berechnung-einfach-erklaert

Schnell nachgeschlagen

Bei den Pflanzenarten sind alle Seiten aufgeführt, bei denen diese Pflanze im Rezept vorkommt. Eine fette Seitenzahl weist auf das Porträt zu dieser Pflanze hin.

T

U

V

W

Z

Bildquellen

Die Fotos, auch die Umschlagfotos, stammen von **Heike Schmidt-Röger** (www. schmidt-roeger-foto.de), mit Ausnahme der folgenden: **akg-images:** 9; **Beiser, Rudi/Ell-Beiser, Helga:** Klappe hinten außen links; **Flora Press/MAP:** 65; **Hecker, Frank:** 77 (Heiko Bellmann/Frank Hecker), 83, 93, 102, 120, 123, Klappe hinten innen links; **mauritius images:** 75; **Shutterstock.com** / Carmen Rieb: Klappe hinten innen oben / Catalin Petolea: Klappe vorn innen unten / Christian Musat: Klappe vorn innen oben / Elena Zajchikova: 52 / Liljam: Klappe vorn innen links / Maren Winter: 55 / Martin Fowler: 112 / Mykyta Voloshyn Voloh: 88 / Olga Miltsova: Klappe hinten innen unten / Ptstock: 21 / Shihina: 129 / Yuris: 54; **Steffen Hauser/botanikfoto:** 118
Die Grafiken auf Seite 27 fertigte Susanne Dinkel.
Die Schmuckzeichnungen fertigte Susanne Junker, red.sign, Stuttgart.

ANMERKUNG ZUR SCHREIBWEISE (GENDERING) DER WEIBLICHEN, MÄNNLICHEN UND UNBESTIMMTEN FORM:
Ausschließlich aufgrund der deutlich besseren Lesbarkeit wird in diesem Werk auf die jeweilige Mehrfachnennung oder Anpassung der Schreibweise bestimmter Bezeichnungen verzichtet. So stehen die Namen der Vertreter verschiedener Fachbereiche selbstverständlich für alle, die diese Berufe ausüben oder vertreten.

BIBLIOGRAFISCHE INFORMATION DER DEUTSCHEN NATIONALBIBLIOTHEK
Die Deutsche Nationalbibliothek verzeichnet diese Publikation in der Deutschen Nationalbibliografie; detaillierte bibliografische Daten sind im Internet über http://dnb.d-nb.de abrufbar.

Wollgrasweg 41, 70599 Stuttgart (Hohenheim)
E-Mail: info@ulmer.de
Internet: www.ulmer-verlag.de
Lektorat: Ina Vetter, Dr. Helga Hofmann
Herstellung: Isabell Scherrieble
Umschlagentwurf: red.sign, Anette Vogt, Stuttgart
Satz: red.sign, Susanne Junker, Stuttgart
Druck und Bindung: Westermann Druck, Zwickau
Printed in Germany

ISBN 978-3-8186-1268-9